নিরাশা ছাড়ুন
সুখে জীবন-যাপন করুন

निराशा छोड़ो सुख से जिओ

হরেন্দ্র 'হর্ষ'

V&S PUBLISHERS

Published by:

V&S PUBLISHERS

F-2/16, Ansari road, Daryaganj, New Delhi-110002
☎ 23240026, 23240027 • Fax: 011-23240028
Email: info@vspublishers.com

Regional Office : Hyderabad
5-1-707/1, Brij Bhawan (Beside Central Bank of India Lane)
Bank Street, Koti, Hyderabad - 500 095
☎ 040-24737290
E-mail: vspublishershyd@gmail.com

Branch Office : Mumbai
Jaywant Industrial Estate, 2nd Floor–222, Tardeo Road
Opposite Sobo Central Mall, Mumbai – 400 034
☎ 022-23510736
E-mail: vspublishersmum@gmail.com

Follow us on:

All books available at www.vspublishers.com

ISBN 978-93-579400-4-7

Edition: 2015

Printed at: Param Offsetters, Okhla, New Delhi

মহান কথা—

- আশা অমর, তার আরাধনা কখনও নিষ্ফল হয়না।

—মহাত্মা গান্ধী

- আশা উৎসাহের জননী। আশাতে তেজ আছে, বল আছে, জীবন আছে। আশাই সংসারের সঞ্চালক শক্তি।

—প্রেমচাঁদ

- আশা আর আত্মবিশ্বাসই সেই বস্তু, যা আমাদের শক্তিকে জাগ্রত করে আর আমাদের উৎপাদন শক্তিকে দ্বিগুণ, তিনগুণ বাড়িয়ে দেয়।

—বিবেকানন্দ

- যেখানে কোনো আশা নেই, সেখানে কোনো উদ্যোগও থাকে না।

—জনসন

- ওঠো, জাগো, আর ততক্ষণ থামবে না, যতক্ষণ না লক্ষ্যে পৌঁছতে পারছ।

—বিবেকানন্দ

- জীবনে সফলতা পাওয়া একাগ্রতা আর নিরন্তর প্রচেষ্টার উপর নির্ভরশীল।

—সী. ডবলু. ব্যান্ডেল

- সমস্ত কার্যের সফলতা তার অগ্রবর্তী প্রস্তুতির উপর নির্ভর করে। পূর্ব-প্রস্তুতি ব্যতীত কার্যতে নিশ্চিতরূপে অসফলতাই সঙ্গো থাকে।

—কন্‌ফুসিয়াস

আপনার সাথে কিছু কথা

সুখী, সমৃদ্ধ আর আনন্দিত জীবনই আমাদের বাস্তবিক লক্ষ্য। এইজন্য শান্ত-চিত্ত আর প্রসন্ন মনের দ্বারা নিজের লক্ষ্যের প্রতি নজর রাখতে হবে। আপনার সতর্কতা আর নিষ্ঠা-ই আপনাকে আপনার লক্ষ্যের দিকে নিয়ে যাবে, কিন্তু সেটা তখনই সম্ভব হবে, যখন আপনি আশাবাদী হবেন। আপনাকে নিরাশা নামক রোগের হাত থেকে রেহাই পেতেই হবে। নিরাশা বাস্তবে ব্যক্তির আন্তরিক উদ্যোগকে নষ্ট করে দেয়, যার ফলে সে মনোবল হারিয়ে ফেলে এবং কখনো কখনো সম্পূর্ণভাবে পরাজয় স্বীকার করে নেয়। বিশ্ব বিখ্যাত মানব-শাস্ত্রী স্টেট মার্ডনও বলেছেন যে আশা আমাদের শক্তিকে জাগ্রত করে, যার ফলে আমরা দ্বিগুণ-তিনগুণ উৎসাহে কাজ করতে থাকি।

আপনি এই বইটি যেমন যেমন ভাবে পড়তে থাকবেন, আর এতে দেখানো পথে চলতে থাকবেন, আপনার মধ্যে আশারূপী রক্তের সঞ্চালন হতে থাকবে আর নিশ্চয়ই বইটি শেষ করা পর্যন্ত আপনার মনে হবে আপনার লক্ষ্যকে শুধু ছুঁতে দেরী আছে। লক্ষ্য পর্যন্ত পৌছনো সহজ ব্যাপার নয়। সেই পর্যন্ত পৌঁছতে আপনি আশারূপী উদ্যোগের সাথে অনেক পরিশ্রম করেছেন। আজ থেকেই আপনি আপনার মনে বদ্ধমূল করে নিন যে, আপনার জীবনের প্রতিটি দিন আপনার জীবনে সার্থকতা প্রদান করবে, কোন দিনটাই ব্যর্থ হবে না। সেই দিনকে ব্যর্থ মনে করবেন, যেদিন সূর্য অস্ত যাওয়া পর্যন্ত আপনি নিরাশাতে ডুবে আছেন আর কোন ভাল কাজ করতে পারেন নি।

আপনার জীবনের প্রতিটি দিন আশায় ভরপুর, আর সফলতার দিন হতে হবে। এটাই আপনার পুরুষার্থ। কর্তব্য পালনের জন্য লক্ষ্যকে কখনো ভুলবেন না। নিজের লক্ষ্যের প্রতি একাগ্রতার ফলেই অর্জুন পাখী আর মাছের চোখে বানবিদ্ধ করতে সফল হয়েছিলেন। আপনিও আপনার কর্মক্ষেত্রে অর্জুন। নিজের লক্ষ্যের প্রতি দৃষ্টি নিবদ্ধ করুন, লক্ষ্য অবশ্যই সিদ্ধ হবে। তখনই এই বইটি আপনার কাছ পর্যন্ত পৌঁছনোর লক্ষ্যও পূর্ণ হবে।

যখন আপনার নিরাশার কালো মেঘ সরে যাবে, আর আপনার লক্ষ্য প্রাপ্ত হবে, তখন আমাদের সম্পাদকীয় বিভাগে আপনার মতামত অবশ্যই জানাবেন। তখন আমরাও বুঝতে পারব যে আমরাও আমাদের লক্ষ্য-প্রাপ্ত করতে পেরেছি, কারণ আপনাদের সফলতাই আমাদের লক্ষ্য।

—সম্পাদকীয় কক্ষ থেকে

ভিতরের পৃষ্ঠাতে

হয়ত আমরা এটা খোঁজার চেষ্টা করিনি যে, আমাদের ভিতরে একজন বিচারক, শিল্পী, সমাজসেবক, নেতা, কোনো বড়ো ব্যবসায়ী অথবা কোনো মহান ব্যক্তি লুকিয়ে বসে নেই তো? না হলে আমরা এখন এই সাধারণ অবস্থায় পড়ে থাকতাম না। এখনও সময় চলে যায়নি, আমরা এখনও নিরাশা আর উদাসীনতাকে দূরে তাড়াতে পারি; নিজের আত্মবিশ্বাসকে জাগ্রত করতে পারি আর নিজেদের ভিতরে লুকানো মহা-পুরুষদের আবির্ভূত হতে সাহায্য করতে পারি। দেখতে দেখতেই আমাদের সামনে এমন এক পথ উন্মুক্ত হয়ে যাবে যে, সেই পথে চলে আমরা আমাদের অভীষ্ট লক্ষ্য পর্যন্ত অনায়াসে পৌঁছতে পারি।

—লেখকের কলম থেকে

অধ্যায়—1

উদাস হবেন না, নিরাশ হবেন না

> *মনের আনন্দ, আশার সাগরের ঢেউকে সঙ্গী করে আবসাদ ভরা উদাসীন নিরাশাকে সম্পূর্ণ শিকড় থেকে নষ্ট করে দেয়। এটাই আশার চমৎকার।*

মানুষ আজ নিরাশ আর দুঃখী কেন? কারণ তার কাছে আজ সুখ-সমৃদ্ধির সম্ভার আছে। তারা বৈভবশালী জীবন-যাপন করছে। বোতাম টিপলেই সমস্ত কাজ সমাধা হয়ে যায়। এর বিপরীত দিকে সত্যযুগে ঋষি-মুনিরা সন্তুস্ট আর সুখী কেন এবং কীভাবে ছিলেন? যখন তারা বনে বাস করে ফল-মূল আহার করে অভাব-পূর্ণ জীবন-যাপন করতেন, তবুও তারা আনন্দিত ও সুখী থাকতেন। কিন্তু কীভাবে? যদি আমরা এই রহস্যকে জানতে চাই, আমাদের মন কেন্দ্রীভূত করতে হবে। আমাদের সুখ-দুঃখের মূল কারণ আমাদের চিন্তা-ভাবনার ধারা। বৈজ্ঞানিক উন্নতির ফলে আমাদের জীবনে নীরসতা, অশান্তি, দুঃখ, উদ্বিগ্নতা ইত্যাদির মুখ্য কারণ হলো আমরা পরিস্থিতিকে বদলেছি, কিন্তু আমাদের চিন্তাধারার উপর পর্যাপ্ত পরিমাণে লক্ষ্য দিইনি। মানুষ কেমন, আর তার ভবিষ্যৎই বা কেমন হবে, এসব কথা তার বিচার-শৈলীর উপরই নির্ভর করে। ইংরাজী ভাষার সুপ্রসিদ্ধ কবি ইলিয়ট তাঁর প্রতিটি জন্মদিনে কালো কাপড় পরে শোক পালন করতেন এবং বলতেন, “ভালো হতো যদি আমি এই জীবন না পেতাম, আমি পৃথিবীতে না আসতাম।” আবার ঠিক এর বিপরীত দিকে অন্ধ কবি মিল্টন বলেছেন—“ভগবানকে অজস্র ধন্যবাদ, তিনি

আমাকে এ অমূল্য জীবন দান করেছেন।" অতএব জীবনে দুঃখ, ক্লেশ, অশান্তি, অনুতাপ, উদ্বিগ্নতা, সুখ, শান্তি, খুশী, প্রসন্নতা ইত্যাদির মূল স্রোত আমাদের চিন্তা ভাবনাতে, অন্য কোনো কারণ নেই।

বিচার বিবেচনাতে অপার শক্তি থাকে। সেটা সর্বদা কাজ করার প্রেরণা দেয়। বিচার-শক্তি যদি ভালো কাজে লেগে যায়, তাহলে ভালো। আর যদি খারাপ কাজে লেগে যায়—তাহলে খারাপ পরিণতি লাভ হয়। বিচার ভালো কিংবা মন্দ, কিন্তু এটা নিশ্চিত যে, সেটা মানুষের অনিবার্য পরিচিতি। সাধারণতঃ মানুষ বিচার-হীন হতে পারেনা। বিচার-হীন মানুষের কল্পনা নিরর্থক। তবে হ্যাঁ, বিশেষ যৌগিক ক্রিয়ার দ্বারা মানুষ বিচার-শূন্যতার স্থিতি প্রাপ্ত করতে পারে। আর এই স্থিতির মূখ্য উদ্দেশ্য ব্যর্থ বিচার ত্যাগ করে লোকের মঙ্গলকে প্রাধান্য দেওয়া। আর ইতিহাস তার সাক্ষী, আজ পর্যন্ত সমস্ত ভূমণ্ডলে যতগুলি সর্বশ্রেষ্ঠ কার্য সমাধা হয়েছে, সেটা ব্যক্তি বা সমাজের উৎকৃষ্ট চিন্তা-ভাবনার কারণেই পরিণতি পেয়েছে।

এখন প্রশ্ন হলো—যখন এত শক্তিশালী আর বহুমূল্য বস্তু আমরা প্রকৃতির কাছ থেকে বিনামুল্যে পেয়েছি, আর আমরা যখনই চাইব তার উপযোগ করতে পারব, তাহলে আমরা অকারণ আজ এত নিরাশ, চিন্তিত, দুখী অথবা হতোৎসাহী কেন? এই বিশাল সম্পদের অধিকারী হওয়া সত্ত্বেও আপনি নিজেকে এত দুর্বল, অসহায় কেন মনে করছেন? কেন আপনিই আপনার ভাগ্য আর সুখী ভবিষ্যতের নির্মাণ করছেন না? কেন নিজেকে মহা-মানবের শৃঙ্খলেতে সম্মিলিত করছেন না?

পঞ্চতন্ত্র দ্বারা নির্মিত এই মানব-দেহের কর্মশক্তির জন্য মানসিক শক্তিরও অপার ক্ষমতা আছে। কিন্তু অধিকাংশ লোক এর অপব্যবহার করে। নিরর্থক আর নিরুদ্দেশ্য কথাতে ব্যর্থ সময় নষ্ট করে। জানে না এভাবে সে তার কত শক্তির অপচয় করছে। নিজেদের সতর্কতা বৃদ্ধি করে সেই শক্তিকে উপযুক্ত কাজে লাগিয়ে অনেক বড়ো সফলতা প্রাপ্ত করা যায়। আপনি কি আপনার সম্বন্ধে কখনো ভেবেছেন? কিংবা নিজের অন্তর্মনে কখনো খুঁজে দেখার চেষ্টা করেছেন। যদি তা না হয় তবে নিজের ব্যাপারেও গভীরভাবে চিন্তা করুন। আমরা আয়নাতে নিজেদের চেহারা দেখি এবং আয়নার উপর জমে থাকা ময়লা সযত্নে পরিষ্কার করে দিই, যাতে আমাদের চেহারার প্রতিবিম্ব আরো স্পষ্ট হয়ে ও উজ্জ্বল দেখায়। সেইভাবে আমাদের অন্তরের দর্পণেও

আমাদের মনকে কাছ থেকে দেখার চেষ্টা করলে তার মলিনতা আমাদের দৃষ্টিগোচর হতে থাকে। আর আবর্জনা আমাদের ভিতরের বাস্তবিক সুন্দরতার মধ্যে লুকিয়ে থাকে। নিজের অক্ষমতা দুর করে, মলিনতাকে দুরে সরিয়ে এবং আত্ম-পরীক্ষণ আর নিরীক্ষণের মাধ্যমে আবর্জনার পাহাড়কে সরিয়ে আত্মার অনন্ত সৌন্দর্য্যকে বাড়ানোই মানুষের ধর্ম।

পৃথিবীতে দুই ধরনের লোক দেখা যায়। প্রথমতঃ যারা কল্পনা আর দর্শনের পথে জীবন-যাপন করেন; দ্বিতীয়তঃ যারা মানুষ সত্য আর যথার্থ এই বিশ্বাসে জীবন-যাপন করেন। কল্পনার জগতে এক অদ্ভূত আকর্ষণ থাকে, যেমন—মরুভূমিতে মরীচিকার পিছনে মানুষ দিক্‌ভ্রান্ত হয়। আমাদের এই মৃগরূপী মরীচিকার হাত থেকে রেহাই পেতে হবে। কল্পনার জঙ্গাল ভেদ করে সত্যের সম্ভাবনাকে স্পর্শ করতে হবে। পৃথিবীর সমস্ত কিছুর মধ্যেই ভালো ও মন্দ আছে। কিন্তু কথা এই যে, কিছু বস্তু ইত্যাদি আমাদের এইজন্য ভালো লাগে, কারণ তাতে আমাদের সুখের ও আনন্দের অনুভূতি হয়। অন্য কোনো বস্তু বা কথা আমাদের ইচ্ছা বা আকাঙ্খার বিপরীত, আর আনন্দের বাধা সৃষ্টি করে। কিন্তু বাস্তবিকতা ঠিক তার বিপরীত। সেই সমস্ত গুণগুলিতে যাতে আমাদের শুধু ভালোই দেখতে পাই, সেটা না জানি আমাদের ভিতরে কতোনা খারাপ বস্তুকে লুকিয়ে রাখে। কারণ সমস্ত খারাপই নিজের মধ্যে কোনো কোনো ভালো গুণকে লুকিয়ে রাখে।

সফলতা সকলেরই ভালো লাগে। আর অসফলতা সকলকেই উদাস এবং নিরাশ করে দেয়। কিন্তু আমাদের অসফলতার ফলে উদাস এবং নিরাশ হওয়ার আবশ্যকতা নেই। জীবনের এই ধাপে আমাদের নিজের মনের দৃঢ়তা আর আত্মবিশ্বাসের কঠিনতা প্রদান করতে হবে। আর ভাবতে হবে কি পরিস্থিতি, ঘাটতি অথবা ভুলের কারণে আপনার সফলতা লাভ হয়েছে, তবেই নিজের ভুল শোধরানোর প্রচেষ্টা করতে পারেন। বাস্তবে অসফলতাই সফলতার পথ প্রশস্ত করতে পারে। সফলতার জন্য প্রতিকূল পরিস্থিতির অপেক্ষা করা যায় না। নিজের সংকল্প শক্তিকে জাগ্রত অর্থাৎ বিকশিত করা যায়, প্রতিকূলতার সাথে যুদ্ধ করে নিরাশাকে আশাতে পরিবর্তিত করা যায়। আত্মবিশ্বাসের বলের সাহায্যে এই কার্য সহজেই করা যায়। এখানে সেই রকমই কিছু বিশ্ব-বিখ্যাত ব্যক্তির জীবনচরিত তুলে ধরা হলো—

প্রসিদ্ধ আমেরিকার রাষ্ট্রপতি আব্রাহাম লিঙ্কন-কে কেনা জানেন? ন্যায় আর সমান-অধিকারের জন্য নিজের জীবন বলিদান দিয়েছেন। কিন্তু বাস্তবিক জীবনে লিঙ্কন আর অসফলতা একে অপরের পরিপূরক ছিল। যদি লিঙ্কনের জীবনের সব কার্যের হিসাব করা যায়, তো একশোর মধ্যে নিরানব্বই বার লিঙ্কনকে অসফলতার মুখ দর্শন করতে হয়েছে। তিনি যে কার্যেই হাত দিয়েছেন, তাতেই অসফল হয়েছেন। প্রতিদিনের জীবন নির্বাহের জন্য একটি দোকানে চাকরি নেন, তো কিছু দিন পর দোকানই উঠে গেল। উনি আবার রাস্তায় এসে দাঁড়ালেন। যেমন তেমনভাবে বন্ধুর তদারকিতে দোকান দেয়, তো সে দোকানও ডুবে যায়। ঋণ বাড়তে থাকে। অনেক কঠিন পরিশ্রম আর কষ্ট করে এই অবস্থা থেকে রেহাই পান। খুব খারাপ অবস্থার ভেতরে তিনি ওকালতিও করতে শুরু করেন। কিন্তু সেই চেষ্টাও ব্যর্থ হয়, কারণ কোর্টে বসার পরেও তিনি মোকদ্দমা পেতেন না, তখন কী করবেন? অসফলতার এই পরিস্থিতির মাঝেই বিয়ের পরিণতিও অসফল হয়ে যায়। নিজের জীবনে যে নারীর সাথে বিবাহ সম্পন্ন করেন তা সারা জীবন রক্ষা করতে পারেননি।

শক্তিশালী ইচ্ছা আর কঠোর মনের জোরের দ্বারা ধনী লিঙ্কন তবুও নিজের মনোবল হারাননি। সাহসের সঙ্গে কঠিন পরিস্থিতির সাথে মোকাবিলা করে খারাপ দিনের শৃঙ্খলকে কেটে সুখময় জীবনকে প্রাপ্ত করেছেন। জীবনের সব থেকে মহত্বপূর্ণ আকাঙ্খা তখন পূর্ণ হয়েছে। যখন তিনি আমেরিকার রাষ্ট্রপতির পদ সুশোভিত করেন, শুধু তাই নয়, নিজের বিচার-ধারার দ্বারা তিনি দেশে এক বিশাল রাষ্ট্রের স্থাপনা করেন, সমাজে কালো-সাদার ভেদা-ভেদ দূর করে বিশ্ব ইতিহাসে নিজের নাম স্বর্ণাক্ষরে অঙ্কিত করে অমর হয়ে আছেন।

বিশ্ব-প্রসিদ্ধ বৈজ্ঞানিক মাদাম কুরির ছোটবেলার নাম মার্জাস্বলী দোয়াস্কা ছিল। তাঁর ছোটোবেলা খুবই দারিদ্রতা ও খারাপ অবস্থার মধ্যে অতিবাহিত হয়েছে। 9 বছরের মার্জাস্বলী দোয়াস্কা নিজের পেট

ভরানোর জন্য একজন ধনীর বাড়িতে পরিষ্কারের কাজ আর বাচ্চাদের দেখাশোনার কাজ করতেন। তাঁর সৌন্দর্য্যে মুগ্ধ হয়ে তাদের একজন ছেলে মার্জাস্বলীকে বিবাহ করতে চাইলে বাড়ির লোক তাদের ছেলেকে বকে-ধমকে চুপ করিয়ে দেয়। মার্জাস্বলী আবার পড়াশোনা শুরু করেন আর ছোটো-খাটো কাজ করে নিজের জীবন নির্বাহ করতে থাকে। সময়ের বদলের সাথে উনি পিয়রে কয়ুরীকে বিবাহ করেন। মার্জা আর কয়ুরী নিজের বিজ্ঞান প্রয়োগশালাতে দিন-রাত পরিশ্রম করে দীর্ঘ চার বছর চেষ্টার ফলে রেডিয়াম নামক এক তত্বের আবিষ্কার করেন, যা মানব সভ্যতার আধুনিক বিকাশে একটি শীলান্যাস গঠনে আর ম্যাডাম কয়ুরীকে এই সফলতার জন্য বিশ্ব প্রসিদ্ধ নোবেল পুরস্কার দ্বারা বিভূষিত করা হয়।

স্বামী বিবেকানন্দ নামটির সাথে কে পরিচিত নয়? নিজের প্রবল ইচ্ছা-শক্তির দ্বারাই তিনি শিকাগো সম্মেলনে ভারতের আধ্যাত্মিক শক্তি এবং দর্শনকে সারা বিশ্বের শ্রেষ্ঠ প্রতিপন্ন করে দিয়েছেন এবং সবাইকে দেখিয়ে দিয়েছেন যে সাধারণ বস্তুতেও অসাধারণ ব্যক্তিত্ব লুকিয়ে থাকে। তিনি দেখিয়ে দিয়েছেন তেজস্বী বিচার-শক্তি কি না করতে পারে। নিরাশা আর উদাসীনতা এই শক্তির দ্বারাই নষ্ট করা যায়।

কার্লমার্কস এক গরীব পরিবারে জন্ম গ্রহণ করেছিলেন এবং দারিদ্রতার মধ্যেই খারাপ দিনের সাথে যুদ্ধ করে বিভিন্ন স্থানে ধাক্কা খেয়ে খেয়েই নিজের জীবন-পাত করেছেন। কিন্তু তিনি নিজের সংকল্প শক্তি এবং দৃঢ় বিচার-বুদ্ধির দ্বারা সারা পৃথিবীর কয়েক কোটি লোকের ভাগ্য-বিধাতা হয়েছিলেন। তাঁর বিচার অনুসারেই বিভিন্ন রাষ্ট্রের শাসন সঞ্চালিত হতে থাকে। কার্লমার্কসের লেখা বই 'দাস ক্যাপিটাল' সতের বার দুনিয়ার সামনে উপস্থাপিত হয়। আঠারো বারের সময় সেই উপেক্ষিত বই একদিন সাম্যবাদের জননী বলে পরিচিত হয়। তাকেই আধার করে সাম্যবাদের আধার প্রস্তুত করা হয়।

*পৃথিবীর প্রসিদ্ধ বিচারক এবং দার্শনিক **কন্‌ফুসিয়াস**-এর জন্মের তিনমাস পরেই তাঁর পিতাকে হত্যা করা হয়। শিশুকালেই পিতৃস্নেহ থেকে বঞ্চিত হন। ঠিকমতো পিতাকে চেনার আগেই সে অনাথ হয়ে পড়েন। আর খুব অল্প বয়স থেকে জীবিকা নির্বাহের জন্য কঠিন পরিশ্রম করতে হয়। কিন্তু জীবনে প্রতিষ্ঠিত হওয়ার ইচ্ছা তাঁর মনে প্রথম থেকেই গেঁথে ছিল। 9 বৎসর ধরে এই অব্যবস্থার মধ্যে বিয়েও করেন আর তিন সন্তানের জন্মও দেন। দারিদ্রতা আর সংঘর্ষের মধ্যেই জীবন কাটাতে থাকেন, কিন্তু ইচ্ছা শক্তি দ্বারা উৎপাদিত পুরুষার্থ শীঘ্রই তাকে চমৎকৃত করে। আর তিনি তাঁর লক্ষ্যে পৌঁছতে সফল হন। শুধু তাই নয়, বিশ্বের সফলতম দার্শনিকরূপে প্রতিষ্ঠিত হন।*

*সেইভাবে **কবীরও** একজন জোলা ছিলেন। তবুও তিনি নিজ চিন্তা-ভাবনা, বিচার-শক্তির দ্বারা একজন মহান সাধু-সন্ত, বরণীয় ব্যক্তিরূপে আজও চিরস্মরণীয় হয়ে আছেন।*

***মহাত্মা গান্ধী**-ও নিজের বিচার শক্তির দ্বারাই রাষ্ট্র পিতার পদবী প্রাপ্ত করেছেন। তাঁর এই চিন্তা-ভাবনায় প্রভাবিত হয়ে নেলসন ম্যাণ্ডেলা দক্ষিণ আফ্রিকাকে স্বাধীন করে এক আদর্শের প্রতিষ্ঠা করেছেন, এটাই হল ভাবনা-চিন্তার শক্তি।*

এগুলি ছাড়া নিরাশ ব্যক্তিদের কোনো জাগরুক শক্তি, কার্য-ক্ষমতা, ভবিষ্যৎ দেখার ক্ষমতা অর্থাৎ পরিস্থিতিকে বুঝতে পারার ক্ষমতাও শেষ হয়ে যায়। তারা উদাসী এবং দুর্দৈব-এর শিকার হয়েই থেকে যায়।

হয়ত আমরা আমাদের নিজের অন্তরে খোঁজ করার চেষ্টা কখনো করিনা—যে সেখানে কোনো বিচারক, শিল্পী, সমাজসেবক, নেতা, কোনো বড়ো ব্যবসায়ী অথবা কোনো মহান ব্যক্তি লুকিয়ে বসে নেইতো? তাহলে আজ আমরা এই সাধারণ অবস্থাতে পড়ে থাকতাম না। এখনও সময় পার হয়ে যায়নি। আপনারা আজই নিরাশা ও উদাসীনতাকে দূর করে আত্ম-বিশ্বাসকে জাগ্রত করে আশাপূর্ণ দৃষ্টিকোণের সাথে ভিতরে লুকানো মহাপুরুষদের উপর বিশ্বাস রেখে সামনে এগিয়ে চলুন।

দেখতে দেখতেই আমাদের সামনে এমন এক পথ খুলে যাবে, যে পথে চলে শীঘ্রই অভীষ্ট লক্ষ্য পর্যন্ত পৌঁছতে পারেন। নিরাশা থেকে মুক্তি পাওয়ার জন্য নীচে কিছু সূত্র দেওয়া হলো। এগুলির দ্বারা আপনি জীবনকে উপযোগী করে গড়ে তুলতে পারেন—

1. সব সময় উদাস ও সুখী মানুষের সঙ্গো সম্বন্ধ রাখবেন না। তার থেকে দূরেই থাকুন।
2. কোনো কাজ করতে গিয়ে নাকারাত্মক লোকের সাথে শলা-পরামর্শ করবেন না।
3. নিজেকে কুণ্ঠিত করবেন না। নিজেকে নিজের সমস্ত কাজের যোগ্য মনে করুন।
4. আমি অনেক কিছু করতে পারি, এধরনের চিন্তা-ভাবনা আত্মবলের সৃষ্টি করে।
5. অসফলতার ফলে ঘাবড়াবেন না, তার থেকে শিক্ষা নিয়ে আবার চেষ্টা করুন, যাতে দ্বিতীয়বার ভুল না হয়।
6. অন্য লোকের প্রতিক্রিয়ার উপর নজর না দিয়ে নিরাশাকে দূরে রাখুন।
7. নিজের মস্তিষ্ককে সর্বদা সার্থক ও সাকারাত্মক চিন্তা-ভাবনার প্রতি কেন্দ্রীভূত রাখুন।
8. উৎকৃষ্ট পঠন-পাঠন, মননশীলতার দিকে দৃষ্টি দিন।
9. কর্মের প্রতি নিষ্ঠাবান এবং আশাবাদী লোকেদের সাথে মিত্রতা করুন।
10. সর্বদা প্রসন্ন ও আনন্দচিত্ত লোকেদের সাথে বন্ধুত্ব নিরাশাকে দূরে তাড়াবে।
11. সময়ের প্রতি লক্ষ্য রাখুন, আশা করুন যে এই দুরাবস্থা সর্বদা থাকবে না।
12. খারাপ সময়েও মনোবল হারাবেন না, আনন্দিত থেকে সংঘর্ষশীল তৈরী হ'ন। দুঃসময়ের মোকাবিলা করুন। দুঃসময় নিজে নিজেই সরে যাবে আর সফলতা পেতে থাকবেন।

13. মহাপুরুষদের জীবনের সংঘর্ষ-কাহিনী পড়ুন, জানুন তাঁরা কীভাবে কঠিন পরিস্থিতির মোকাবিলা করে সফলতা প্রাপ্ত করেছেন।

14. 'আশাই জীবন, জীবনই আশা' এই গান সবসময় গুনগুন করুন।

15. পরিশ্রম আর সাহস কঠিন পরিস্থিতিকে সহজ আর অসম্ভব লক্ষ্যকে সম্ভব করে তোলে।

অধ্যায়—2

নিরাশা আমাদেরই উৎপাদিত

বিচার আপনার অঙ্গা-রক্ষকের কাজ করে, সেটা যেন আপনাকে বন্দি বানানোর সিপাহী না হয়ে যায়। আপনি বিচারের বন্ধনে আবদ্ধ হয়ে পড়বেন না। সময়মতো বিচারের ভার খুলে ফেলে দেওয়ার সামর্থ্য যেন আপনার মধ্যে থাকে, যেমনভাবে গরমে অতিষ্ঠ হয়ে আপনি শরীর থেকে আপনার কোট খুলে ফেলেন। অথবা একজন সুদক্ষ কারিগর তার কার্য সমাধা হওয়ার পরে সমস্ত হাতিয়ার যেমন একদিকে সযত্নে সরিয়ে রাখে।

সাধারণ লোকেদের তাদের পরিস্থিতি অনুযায়ী মনোভাবের পরিবর্তন দেখা দেয়। শিশুরা ক্ষিদে পেলে কাঁদে, আর খিদে মিটে গেলে হাসতে থাকে। কিন্তু তারা বড়ো হয়ে গেলে নিজেদের উপর নিয়ন্ত্রণ করতে শিখে যায়। তারা এমন কোনো ভাব প্রকাশ করে না, যাতে তাদের উদ্‌গ্রীব দেখায়। শিশুসুলভ মনোভাব, শিশুদেরই শোভা পায়। বুদ্ধিমান লোকেরা এটাও খেয়াল রাখেন যে অশোভনীয় ভাব-ভঙ্গিমা প্রকাশ হতে দেওয়া উচিত নয়।

সেজন্য অন্য লোকেদের আপনার যোগ্যতা সম্বন্ধে যাই-ই ধারণা থাকুক না কেন, কিন্তু আপনার নিজের সম্বন্ধে চিন্তা-ভাবনা পাল্টানো উচিত নয়। নিজের যোগ্যতা সম্বন্ধে, নিজের বিচক্ষণতার সম্বন্ধে আপনার সামান্যতম শঙ্কা থাকা উচিত নয়। তাতে সম্পূর্ণ দৃঢ়তা থাকা প্রয়োজন এমনিতেই জীবন অন্যের দৃষ্টিকোণ থেকে না অতিবাহিত করে নিজের দৃষ্টিকোণ অনুযায়ী অতিবাহিত করা উচিত। যদি কোন কার্যে অসফলতা প্রাপ্ত হয় তবে নিরাশ হওয়া উচিত নয়। সেই কার্যকে পুনরায় দ্বিগুণ উৎসাহের সঙ্গে আরম্ভ করতে হবে। কারণ অসফলতার মধ্যেই সফলতার রহস্য লুকিয়ে থাকে।

এমনিতেই নিরাশা আপনার মন থেকে উৎপাদিত বিচার-ভাবনা থেকেই জন্ম নেয়। যদি আপনি আপনার বিচারের অবস্থাই পাল্টে দেন তো, নিরাশ বহু দূর পর্যন্ত আপনার নজরেই আসবে না। যেকোনো অসফলতাতে নিরাশা হওয়া যেকোনো সাধারণ মানুষেরই স্বাভাবিক প্রতিক্রিয়া। এতে অসাধারণত্ব কিছু নেই। হ্যাঁ, যদি কিছু ভুল থাকে তো সেটা, নিজের অসফলতাকে নিয়ে বসে কান্নাকাটি করা আর নিরাশাকে সরাসরি আমন্ত্রণ জানানো। এটা হওয়া উচিত নয়।

অসফলতার জন্য অনুতাপ করা অবশ্যই উচিত। তার কারণও খোঁজ করুন, কিন্তু নিরাশাকে নিজের কাছে বেশিদিন থাকতে দেবেন না। নিরাশা আপনাকে কুণ্ঠিত করে দিতে পারে। চিন্তা-ভাবনার শৃঙ্খলাতে পরিবর্তন নিরাশা দূর করতে আপনাকে সহায়তা করবে। কেননা, আপনার চিন্তা-ভাবনার দ্বারাই নিরাশা নিজেই আপনার থেকে দূরে পালিয়ে যাবে।

নিরাশা থেকে বাঁচার জন্য সত্যতাকে স্বীকার করতে হবে। ভ্রান্ত ধারণা থেকে বাঁচতে হবে। কারণ ভ্রান্ত ধারণা নিজেই অনেক বিপত্তিকর ঘটনার জন্ম দেয়। দড়িকে সাপ আর কাপড়কে ভুত মনে করে মানুষ অনেক সময় এত অস্থির হয়ে পড়ে যে, সে ভীত এবং কর্তব্যবিমূঢ় হয়ে প্রাণ পর্যন্ত হারিয়ে ফেলে। মাছ আর পাখী শিকারীর টোপ দেখেই তাতে লাফিয়ে পড়ে, তারা জানতেও পারে না যে সেই প্রলোভন তাদের ফাঁদে ফেলার জন্য পাতা হয়েছে। এটা ভুল যে, নিরীহ জীবদের নিজেদের শিকার বানানো। কণ্টকযুক্ত ঝোপঝাড়ে খুব খারাপভাবে ঘুরে বেড়ায় আর ঠোকর থেকে সর্বদা আহত হতে থাকে। গুণীজনেরা ঠিকই বলেছেন—যে মানুষ তাদের ভাগ্যের নির্মাতা নিজেই। তার এক মুঠোতে স্বর্গ আর অন্য মুঠোতে নরক ধরা আছে।

উত্থান আর পতনের মধ্যে যেকোনো একটি বেছে নেওয়া তার নিজের ইচ্ছার ব্যাপার। এটাও ঠিক যে নিজের বিচারে প্রতিটি ব্যক্তি সুখ দেবার মতো কাজই করতে চায়। কিন্তু সেরকম অজ্ঞানতার জন্য বাচ্চারা সাপ-বিছে, টিকটিকির মতো ভয়ংকর প্রাণীদের খেলনা মনে করে ধরার জন্য হাত বাড়িয়ে দেয়। সেইরকম ভাবে উপযুক্ত জ্ঞানের অভাবেই তারা এইরকম করে। কখনও ক্ষণিকের লাভ, কখনও তাড়াহুড়োতে এমন সিদ্ধান্ত নিয়ে নেয়, যা ভবিষ্যতে তার জন্য দুঃখজনক হয়ে যায়। সঠিক সিদ্ধান্ত নেওয়াই বুদ্ধিমত্তার সবচেয়ে বড়ো কষ্টিপাথর। জীবনের মতো মহান সম্পদকে কী প্রয়োজনে নিয়োজিত করা যায়, তার সিদ্ধান্ত যে গ্রহণ করতে পারে, তাঁকেই বুদ্ধিমান বলা যায় আর এসব কিছু নির্ভর করে আমাদের ভাবনা-চিন্তা করার ক্ষমতার ওপর, আমাদের উৎকৃষ্ট বিচারের ওপর। আমরা আমাদের চিন্তা-ভাবনার ক্ষমতাকে ঠিক করে নিয়ে নিজের নিরাশা উৎপন্নকারী অবস্থা থেকে উদ্ধার পেতে পারি। মনে গভীরভাবে বসে থাকা শঙ্কাকে মূল থেকে উপড়িয়ে ফেলুন। আর নিজের ভাবনার উপায়কে বদলিয়ে ফেলুন। আর দেখুন নিরাশাকে আপনি বহুদূর পর্যন্ত দেখতেই পাচ্ছেন না। সব কার্যই দ্রুতগতিতে হতে থাকবে। তাহলে আসুন, আজ থেকেই আমরা এই মন্ত্র আমাদের জীবনের সঙ্গী করে নিই, আর নিজেদের চিন্তাভাবনাকে এক নতুন দিক্‌প্রদর্শন করি। সব কিছু ভালোই হবে।

প্রখর অথবা তীক্ষ্ণ বিচার-শক্তি আমাদের মানসিক চিন্তা-ভাবনার উপরে ততটা নির্ভর করে না, যতটা সেই চিন্তা-ভাবনাকে কাজে প্রয়োগ করার ওপর নির্ভর করে। নিজের মানসিক ক্ষমতাকে কাজে সঠিক উপায়ে প্রয়োগ করার উপরে সামান্য মানুষও প্রায়শঃ মেধাবী হয়ে উঠতে পারেন। ইংল্যান্ডের কেম্ব্রিজ বিশ্ববিদ্যালয়ের ইনভেস্টিগেটিভ মেডিসন-এর প্রফেসর আর প্রসিদ্ধ মনোবিজ্ঞানী তথা 'লেন, লার্ন টু থিংক কোর্স বুক', পুস্তকের সহলেখক ড. এডওয়ার্ড দি. বোনোন ভাবনার প্রক্রিয়াকে পাল্টানোর জন্য সামান্য মানসিক কৌশলের কিছু উপায় সংগৃহীত করেছেন। ড. এডওয়ার্ডের এই ফরমূলা বিভিন্ন কোম্পানির সঞ্চালকরা নিজেদের কর্মচারীদের উপর প্রয়োগ করেন। তাদের এক বিশেষ ধরনের বিদ্যালয় প্রশিক্ষণ দেওয়া হয়। অনেক দেশের আধিকারিকরা সম্পূর্ণ সতর্কতার সঙ্গে এখানে অধ্যয়ন করেছেন, ফল উৎসাহব্যঞ্জক পরিগণিত হয়। এব্যাপারে স্বয়ং দি. বোনেনের বক্তব্য—"মেধা দৈনিক জীবনের সমস্যার সমাধানের মধ্যেই নিহিত আছে আর যে কেউ এর থেকে লাভবান হতে পারেন।"

সঠিকভাবে ভাবনা-চিন্তা করার মহত্বপূর্ণ উপায় হলো যে, আপনি নিজের দৃষ্টিকোণ সীমাবদ্ধ না রেখেই সমস্ত জিনিসকে সামান্যরূপে দেখার অভ্যাস করুন। যখন সেই কথাটাই ভাবনা-চিন্তাতে প্রয়োগ হয়, আমাদের বুদ্ধি তখন কোন নতুন বিচার বা অন্য কোন সমস্যার নতুন সমাধান আনে, তো শীঘ্রই তার প্রতিক্রিয়া হয়। "আমরা তাকে পছন্দ করি বা না করি" আর এই দৃষ্টিকোণকে সমর্থন করতে আমরা আমাদের বুদ্ধির প্রয়োগ করি। এই ধরনের প্রতিক্রিয়া থেকে বাঁচার এক সহজ ও সরল উপায় এটাই যে আমরা এর প্রত্যেক ব্যাপারে লাভজনক, হানিকারক বা সামান্য ইত্যাদি শ্রেণীতে একাগ্রভাবে বিচার করার অভ্যাস করি। এই বিচার প্রক্রিয়ার উদ্দেশ্য এটাই যে, আমরা আমাদের পূর্বসূরীদের দাস না হয়ে, আমরা আমাদের বিচার ভাবনায় ব্যাপকতার সমাবেশ করতে পারি, আর এই উপায় আমাদের ধ্যান আর বিচার-প্রক্রিয়াকে বিস্তৃত করে। এই অভ্যাসের ফলে যেকোনো বিষয়ের সিদ্ধান্ত নেওয়ার সময় সমস্ত আবশ্যকীয় গুরুত্বপূর্ণ ঘটনার উপর বিশেষভাবে নজর দেওয়ার অভ্যাস তৈরী হয়ে যাবে। যেমন—

মনে করুন, আপনি নতুন ফ্ল্যাট কেনার কথা ভাবছেন। এব্যাপারে ভাবার সময় সবাই নিজের নিজের আত্মীয়-স্বজন ও বন্ধু-বান্ধবদের সাথে আলোচনা করে নেয়। এখন এখানেই আপনাকে সর্বান্তকরণে চিন্তা করতে হবে, কারণ বাড়ী তৈরীর চিন্তা মাথায় আসার সাথে সাথে কিছু মহত্বপূর্ণ কথা মাথায় আসবে। যেমন—বাড়ী কত বড়ো হবে, খরচ কতো হবে, কী ধরনের নক্‌শা হবে। আর প্রতিবেশী কেমন হবে? কিন্তু অনেক প্রচেস্টা করে বিনা চিন্তা-ভাবনায় হতে পারে আপনি অন্য গুরুত্বপূর্ণ কথাগুলি ভুলে গেলেন। যেমন—টি.ভি.-র জন্য কোথায় ঘর বানানো উপযুক্ত হবে? অতিথিদের থাকার জন্য কোন জায়গাটা উপযুক্ত? স্নানঘর অথবা পায়খানা কোথায় হওয়া উচিত? শীতকালে রোদ কোথায় পাওয়া যাবে? অথবা গরমের সময় বিদ্যুৎ চলে গেলে হাওয়া ও আলোর কি ব্যবস্থা করা যাবে?

এই যুক্তিগুলি যেকোনো বিচার বা প্রশ্নের সাথে সম্পর্ক আছে, সমস্ত সদভাবনাই আপনার জ্ঞান থেকে উৎপত্তি হয়। এর সাথে আমাদের ভিতরে এক অদ্ভূত শক্তি বাস করে আর সেটা হলো—উত্তমের পরিচিতি। এই বিশেষ গুণই আমাদের আমাদের পশুদের থেকে আলাদা করে দেয়, যে আমাদের কাজের পরিণাম আগে থেকেই কল্পনা করার শক্তি আছে। যদি আমরা এর সঠিক ব্যবস্থামতো উপযোগী করে তুলতে পারার অভ্যাস করে নিই, তো সেই ক্ষমতাকে অনেকদূর বিকশিত করতে পারি। নিজের পাঠ্যক্রম অনুযায়ী ড. বোনেন ছাত্রদের প্রশ্ন করেন—"যদি পৃথিবীর সমস্ত খনিজ, তেল শেষ হয়ে যায়, তাহলে কী হবে? কিংবা কারখানাতে শ্রমিকদের জায়গা ইলেকট্রনিক রোবোট নিয়ে নেয়, তাহলে কী হবে? এর পরিণামের ব্যাপারে ভাবুন। ছাত্রদের এটা দেখে আশ্চর্য্য হয় যে তাদের উত্তরই অল্পকাল বাদের সম্ভাবনাই তাদের মধ্যে দীর্ঘকালীন পরিণতির ব্যাপারে ভাবতে সামর্থ্য সৃষ্টি করে দেয় আর এই অভ্যাসের ফলে তারা শীঘ্রই অত্যন্ত নিপুণতা অর্জন করে নেয়, যে নিজের জীবনে সম্বন্ধিত সিদ্ধান্ত নিয়ে তাকে ব্যবহার করতে লেগে যায়।

সঠিক উপায়ে ভাবার জন্য আমরা সবসময় এক গুরুত্বপূর্ণ যুক্তির ব্যবহার করি না, নিজের ওপর অতি-বিশ্বাসের কারণে কোনো কার্য সম্পাদন করার সময়, তার সমস্ত কারণকে একটা সূচীতে নিবদ্ধ করিনা। অধিকাংশ লোকেরা এটা মনে করে চলে, যে আমরা আমাদের সমস্ত উদ্দেশ্যকে জানি, কিন্তু তার সাথে আমরা এটা ভুলে যায় যে, সর্বদা কিছু এমন উদ্দেশ্যও থাকে, যার সম্বন্ধে আমরা সজাগ থাকি না, বা তার সম্বন্ধে আমরা ভাবিও না, আর এভাবেই আমাদের না জানা থেকে সেই উদ্দেশ্য সর্বদা আমাদের রাস্তার বাধা হয়ে দাঁড়ায়। যখন সেগুলি আমাদের পথের বাধা হয়ে যায় তখন আমাদের দৃষ্টি সেই দিকে যায়। যেমন—

আমি আমার যে বন্ধুর সাথে ব্যাডমিন্টন খেলি সে প্রতিদিন সাধারণতঃ এই জন্যই হেরে যেত যে, সে খুব জোরের সঙ্গে ঝটকা মেরে পালকটাকে দাবিয়ে দেওয়ার চেষ্টা করে আর ফলে হয়কি তার তাড়াহুড়ো আর শক্তির ফলে শাটল কক্ জালে আটকে যায়। আসলে সে এটাই ভাবে যে তার উদ্দেশ্য শুধুই খেলা। কিন্তু বাস্তবে এক অন্য উদ্দেশ্যের কারণে সে

ভুল পথে চলে; আর সেই উদ্দেশ্য হলো—অন্য লোকেদের বোঝানো যে, সে একজন খুব দক্ষ ও ক্ষিপ্র গতিসম্পন্ন খেলোয়াড়। এই উদ্দেশ্যকে সফল করার প্রয়াস তার দ্বিতীয় জেতার উদ্দেশ্যকে বিফল করে দেয়।

যদি লক্ষ্যের মূল উদ্দেশ্য বুঝে নেওয়া যায়, তো খুব সহজেই সমস্যার এক উপযুক্ত সমাধানে পৌঁছতে সফল হতে পারেন। এব্যাপারে ডাঃ ডি. বোনেন একজন ঠাকুমার উপমা দিয়েছেন—

তিনি উল বুনতে বসলে ঘরের একজন ছোট্ট বাচ্চা তার উলের সুতো নিয়ে এলোমেলো করে দিত। তখন তিনি বাচ্চাকে ওপরে বানানো খেলার ঘরে তুলে দিতেন। আর বাচ্চাটা চিল-চিৎকার করে বাড়ী মাতিয়ে তুলত। তাতে হেরে গিয়ে ঠাকুমা তাকে নিয়ে নামিয়ে দিতে বাধ্য হতেন। আসলে ঠাকুমার উদ্দেশ্য বাচ্চাকে খেলার ঘরে বসানো নয়, কিন্তু তাকে উলের সুতো থেকে দূরে রাখা, তাহলে তো সমস্যা সহজেই সমাধান হয়ে গেল। ঠাকুমা নিজেই উলের গোলা নিয়ে খেলার ঘরে বসে যায় আর বাচ্চাটা আনন্দের সঙ্গো নিচে খেলা করতে থাকে।

উপরে দেওয়া যুক্তির দ্বারা যে সম্ভাবনা উদ্‌ভাবিত হয়, তার সঠিক মূল্যাঙ্কন আর সঠিক চয়নের দ্বারা এই উপায় থেকে আপনারা সহায়তা লাভ করবেন। ড. দি. বোনেন আর তাঁর সহকর্মী মাইকেল দি. সেন্ট আরনেড প্রাথমিকতার প্রসঙ্গো এই উদাহরণ দেন—

মনে করুন কেউ আপনার কাছে ঋণ চাইছে, তো তাকে কয়েকটি প্রশ্ন করুন। আর তাতে তিনটি অতি-আবশ্যকীয় প্রশ্ন থাকা প্রয়োজন। সব থেকে প্রথম আবশ্যক প্রশ্ন হলো ঋণ কবে শোধ করবে? আর দ্বিতীয় প্রশ্ন এটা হতে পারে যে ধার চাইছে, সে বিশ্বাসযোগ্য কিনা। অতি নিকট আত্মীয়-স্বজনদের ঋণ দেওয়ার আগে জানতে হবে এব্যাপারে তার বাবা-মা জানে কিনা, এবং কেন সে ধার নিচ্ছে?

আমাদের মধ্যে অনেকেই আবেগের বশবর্তী হয়ে সিদ্ধান্ত নেন। অনুভূতির কারণে আমরা সেটা অত্যন্ত মহত্ত্বপূর্ণ মনে হয়, আমরা সেটাই করি। কিন্তু চিন্তার ব্যাপার অনুভূতি সেটা নিতে পারে না। এটাও হতে পারে বিচারের সমস্ত যুক্তিগুলি মেনে নেওয়া সত্বেও সমস্যার সন্তোষজনক সমাধান না পাওয়া যায় তাহলে এই অবস্থায় বিকল্প উপায় পাওয়ার রাস্তা এটাই যে আপনি সাধারণ ভাবে যে উপায়ে ভাবেন, তার থেকে সরিয়ে একটু অন্যরকমভাবে ভাবার প্রক্রিয়া খুঁজুন। নিরপেক্ষভাবে ভাবতে শিখুন। সমস্ত রকমের সম্ভাবনাকে নিয়ে ভাবুন। তার ব্যাপারেও, যাকে আপনি সাধারণভাবে অব্যবহারিক ও হাস্যাস্পদ মনে করেন। মস্তিষ্ককে উন্মুক্ত রাখুন। যে কথাই সামনে আসবে, তার উপর বিচার করুন, আর শেষে বিবেকের সাহায্য নিয়ে যেটা অসম্ভব, তাকে ছেঁটে ফেলুন।

গ্রহণযোগ্য বিকল্প খোঁজার কয়েকটি উপায় আছে। প্রথমতঃ—যে কথা সামান্যরূপে মাথায় আসে, তাকে একেবারে বিপরীতভাবে ভাবা। দ্বিতীয়তঃ—নিজের ধারণাকে পরীক্ষা করতে থাকবেন। হতে পারে আপনি ভালো বিকল্প এইজন্য পাচ্ছেন না যে, আপনার আত্মসম্মানের কারণে আপনার চিন্তা-ভাবনাকে অনাবশ্যকভাবে সংকুচিত করে দিয়েছেন। অতএব এই ব্যাপারে ধৈর্য্যের সঙ্গে বিচার করাই শ্রেষ্ঠ উপায়। অনেক সময় আপনার সমস্যার সঙ্গে আরও অন্য লোকের অর্থাৎ আপনার স্ত্রী, মালিক, বন্ধু-বান্ধব বা প্রতিবেশীর সঙ্গে সম্বন্ধ থাকার কারণে সংঘর্ষের অবস্থা উৎপন্ন হয়ে যায়। যদি আপনি পরিস্থিতিকে অন্য লোকের দৃষ্টিতে দেখার চেষ্টা করেন, এধরনের সমস্যার সমাধান সঠিকভাবে খুঁজতে পারেন। অন্যের দৃষ্টিকোণের দিকে নজর রেখে সমস্যার সমাধান খোঁজার জন্য আপনি কি ধরনের সাহায্য পাবেন? সেটা দেখার জন্য আপনার সেইসব কথাগুলি লিখে নিতে হবে, যা অন্য ব্যক্তিদের চিন্তা করার বিরুদ্ধতা করতে পারে। এই প্রক্রিয়াতে অনেক চমকিত হওয়ার মতো কথা সামনে আসবে, আর সমস্যার সমাধানও বেরিয়ে আসবে। যেমন—

> *কিছুদিন আগে আমার এক বন্ধু একটা নতুন টি.ভি. কিনেছে। টি. ভি. বিক্রেতা টি. ভি.-র খুব প্রশংসা করেছেন। অর্থাৎ বলেছেন কি, টি.ভি. খুব ভালো সার্ভিস দেবে, কিন্তু সেই নতুন টি.ভি. পুরোনো টি.ভি.র থেকে ভালো প্রমাণিত হয়নি আর খুব*

তাড়াতাড়ি খারাপও হয়ে যায়। বন্ধুর খুব রাগ হয়, সে আমাকে সঙ্গে নিয়ে বিক্রেতার কাছে গিয়ে খুব চেঁচামেচি করে টাকা ফেরত নেওয়ার জন্য দোকানের উদ্দেশ্যে চলতে থাকে। চলতে চলতেই হঠাৎ আমার মাথায় বুদ্ধি এলো যে, ঝগড়া করার ফলে ব্যাপারটা না গণ্ডগোল হয়ে যায়। আমি বন্ধুকে বললাম, —নিজেকে বিক্রেতার জায়গায় রেখে ভাবো। ভাবার পর বন্ধুর উপলব্ধি হলো যে, চিৎকার-চেঁচামেচি করার মানে হবে বিক্রেতার আত্মসম্মানে আঘাত করা। শেষে আমরা দুজনে অন্য আর একটা উপায় বার করলাম। আর বিক্রেতার কাছে গিয়ে তার আত্ম-সম্মানকে জাগ্রত করে উপলব্ধি করালাম। আর স্নেহে ও ভালোবাসায় সেই কাজটা হয়ে গেল। বিক্রেতা পূর্ণ সহানুভূতির সাথে আমাদের কথা মন দিয়ে শুনলেন এবং সমবেদনা জানিয়ে নিশ্চিন্ত করার জন্য চা-ও খাওয়ালেন। একটা বাড়তি টাকা পয়সা না নিয়ে ভালো টি.ভি. দিয়ে বললেন,—'দেখুন দাদা, যদি এটাও গণ্ডগোল করে তবে, আপনি বিনা দ্বিধায় আমার কাছে চলে আসবেন, আমি আবার আপনার সেবা করব।" সেই টি.ভি. আজও ভালোভাবেই চলছে।

এই উদাহরণ থেকে প্রমাণিত হয় যে, আমাদের ভিতরের নিরাশাই আমাদের চিন্তা-ভাবনার দুষ্পরিণাম হয়ে দাঁড়ায়। সর্বদা জীবনে এমনই হয় যে, আপনি যে কোনো কার্য, কোনো কথা, ঘটনা অথবা ব্যক্তি সম্বন্ধে আপনার তৈরী ধারনার উল্টোটাই পান। এর আসল কারণ, আপনার অন্তর্নিহিত চিন্তা ভাবনাই, যখন আপনি ভাবেন এক, আর হয় আর এক। অতএব এইসব কারণ থেকে নিজেকে দুরে রাখা অর্থাৎ মনে আশার আলো জ্বালিয়ে, নিরাশার অন্ধকারকে সর্বদার জন্য নষ্ট করার জন্য ওপরে দেওয়া বিবেচনাগুলির উপর নজর দিন। তারপর দেখুন, আপনার মস্তিষ্ক নিরাশাকে ভুলেই যাবে। আপনার বাস্তবিক বন্ধু আশাই হওয়া উচিত। নীচে কিছু সূত্র

দেওয়া হলো, যদি আপনি সেগুলি অভ্যাস করেন, তবে আপনি আপনার উদ্দেশ্যে শীঘ্রই সফলতা লাভ করবেন—

1. সঠিক উপায়ে চিন্তাকে বিকশিত করার জন্য দৃষ্টিকোণ সীমিত না করা, সমস্ত জিনিসকে দেখার অভ্যাস করার জন্য ঘরের চারিদিকে একবার চোখ ঘুরিয়ে, ঘরের সমস্ত লাল রং-য়ের জিনিসগুলি দেখে চোখ বন্ধ করে নিন। (না গুনে) তারপর চোখ বন্ধ করে নিজেকে প্রশ্ন করুন যে, ঘরে সবুজ রঙের কটি জিনিস আছে? চোখ খুলুন। ঘরে একবার চোখ বুলিয়ে নিন। আপনার আশ্চর্য লাগবে বস্তুতঃ লাল রঙের উপর ধ্যান কেন্দ্রিত করার ফলে আপনার নজর অন্য রঙের বস্তুকে ধরতেই পারেনি।
2. যেকোনো কাজকে সম্ভবত পরিণামের জন্য চার অন্তর রেখে বিচার করতে হবে, তৎকালীন পরিণাম কি হতে পারে? আবার কিছু দিন পরে (1 থেকে 5 বছরের ভিতর) মাঝের সময়ে (5 থেকে 25 বছরের ভিতর) এবং দীর্ঘকালের পর (25 বছর পরে) কি পরিণাম হবে।
3. কোনো কাজ করার সময় তার সমস্ত কারণগুলিকে এক সূচীতে নিবন্ধ করার অভ্যাস করুন।
4. কোনো কাজের ব্যাপারে সিদ্ধান্ত নেবার সময় তার সব ঘটনার ওপর বিচার করুন।
5. নিজের লক্ষ্যের প্রতি সর্বদা নজর রাখুন এবং তার বিভিন্ন বিকল্পের ব্যাপারে চিন্তা-ভাবনা রাখুন।
6. মন উন্মনা বা বিফল হওয়ার পরিস্থিতিতে তাকে সামান্য অবস্থাতে আনার জন্য সেই কাজগুলি করুন যা মনের পক্ষে ভালো।
7. সমস্ত প্রকারের সম্ভাবনাকে বিচার করুন, সম্ভব আর অসম্ভবের মধ্যে যেগুলি অসম্ভব মনে হবে সেগুলিকে আলাদা করে নিন।
8. সর্বপ্রথমে অসম্ভবগুলির উপায় করার চেস্টা করুন। সফলতা লাভ করবেন।
9. কোনো কাজের পরিণামের ব্যাপারে নাকারাত্মক চিন্তা-ভাবনা উৎপন্ন হতে দেবেন না।
10. কার্য শুরু করার পূর্বে তার সাকারাত্মক প্রশ্নের উপরই চিন্তা-ভাবনা করুন।

11. মনকে সুস্থ্য-সবল ও আনন্দিত রাখার জন্য প্রাতঃকালীন ভ্রমণ ভালো প্রভাব ফেলে।
12. মনে নিরাশা উৎপন্ন হওয়ার পরিস্থিতিতে, সেই কারণকে যার দ্বারা নিরাশা উৎপন্ন হয়েছে ভুলে যাবার জন্য পড়াশোনার সাহায্য নিন।
13. মানসিক অশান্তিকে দূর করার জন্য, কাজের প্রকৃতিকে বদলে দেওয়া উপযুক্ত হবে।
14. শ্রেষ্ঠ স্তর (শাস্ত্রীয় সংগীত) দ্বারা মনোরঞ্জনের ফলে এক ঘেয়েমি ও শ্রান্তি দু'ই নষ্ট হয়ে যায়। এতে মস্তিষ্ক পুনঃরায় সক্রিয় ও সচেতন হয়ে ওঠে।
15. শিল্প ও সংস্কৃতির কার্যে সংলগ্ন থাকলে মানসিক একাগ্রতা খুব শীঘ্র বাড়তে থাকে।
16. মস্তিষ্কের ক্ষমতার অধিক কাজের ভাব নেবেন না। কারণ এতে পরিশ্রান্ত হওয়ার লক্ষণ দেখা দেয়।
17. কাজের মাঝে মাঝে মস্তিষ্ককে বিশ্রাম দিতে হবে। মস্তিষ্ককে শূন্য রাখুন, কিছুই ভাববেন না।

অধ্যায়—3

উদাসীন লোকেরা ভীতু হয়

আর্থিকভাবে দারিদ্রতা এতটা দুঃখজনক নয়, যতটা প্রগতির জন্য আকুলতার ঘাটতি। যে নিজের দুর্দশাতে সন্তুষ্ট, তার জন্য সুখের ক্ষণ কীভাবে আর কেন আসবে।

—ডেল কারনেগী

সুঅবসরের প্রতীক্ষাতে বসে থাকা, কিছু না করে উদাসীনতাতে মুড়ে থাকা, কাহিল হয়ে উপলব্ধ সময়রূপী সম্পদকে হারিয়ে ফেলা মানব জীবনের সব থেকে বড় মূর্খতা। সফলতার জন্য শুভ মুহূর্ত নয়, দৃঢ় বিশ্বাস আর কঠিন পরিশ্রমের আবশ্যক। অতএব যেকোনো কাজের জন্য প্রতিটি মুহূর্ত, প্রতিটি ক্ষণ-ই শুভ মুহূর্ত, শুভ ক্ষণ। তবে হ্যাঁ, বিনা পরিশ্রমে সস্তা সফলতা বা শীঘ্র-সিদ্ধি লাভ করার লোভের বশে পড়ে থাকায় কোনো লাভ নেই। মুক্তা লাভ করার জন্য গভীর জলে নামতেই হয়। উদাসীন হয়ে সমুদ্রের কিনারাতে বসে থাকলেই মুক্তা পাওয়া যাবে না। কিন্তু আজকাল ভৌতিকতার চাকচিক্যের এমন প্রভাব ফেলেছে যে মানুষ বিনা পরিশ্রমেই সফলতার শিখরে পৌঁছতে চায়। আর এই প্রচেষ্টাতে তারা অসফল হতে থাকে, নিরাশ হয়ে কুণ্ঠিত আর উদাসীন হয়ে যায়। সান্ধ্যকালের অন্ধকার পার হয়ে সূর্যের

আলো দেখার আশা ছেড়ে দেয় আর অন্ধকারে ঘিরে থাকার অবস্থার সৃষ্টি হয়ে যায়। কিছুদিনের মধ্যেই গভীর অন্ধকারে ছেয়ে যায়। আর নিজের হাতকেও অন্ধকারে দেখা যায় না। এই অবস্থা আজকের দিনে মানব চেতনাতে দেখা যায়।

মাছি গুড়ের কড়াই থেকে ওঠা গন্ধতে এত মত্ত হয়ে যায় যে ধৈর্য্য সহকারে দূরে বসে তার স্বাদ নিয়ে পেট ভরার থেকে সে একেবারে সমস্ত স্বাদ নেওয়ার লোভে গুড়ের কড়াইতে এসে বসে এবং সেখানে আটকে যায়। আনন্দ করার জায়গায় ছটফট করতে করতে প্রাণ ত্যাগ করে। বুদ্ধিমানের কাজ এটাই যে, দূরবর্তী পরিণামের কথা ভাবা, আর অন্ততঃ যা হীতকর হবে তাই গ্রহণ করা। এই ধরনের কাজ শুরুতে কষ্টকর হয়, কিন্তু পরিশ্রম আর ধৈয্যের ফল সর্বদা মধুর হয়। যেমন কৃষক শুরুর দিনে বীজ পবন করে, জল দেওয়া, নিড়ানো, মাটি গুড়োনোতে লেগে থাকে, পাহারা দেয় কারণ তাদের বিবেক বলে—সময় হলে তারা ভালো ফসল লাভ করবে। তাদের অনুমান আর অনুভব সত্যি বলে প্রমাণিত হয়। ব্যবসায়ীরা ব্যবসার শুরুতে সমস্ত পুঁজি লাগিয়ে দেয়। ছাত্ররা স্নাতক হওয়ার প্রতিক্ষাতে 14 বছর পর্যন্ত রামের বনবাসের মতো অতিবাহিত করে, তার মাঝেই কঠিন পরিশ্রম করে। ফীস, বই এবং অন্যান্য খরচের জন্য কতো দায়িত্ব বহন করতে হয়। অন্ততঃ সেই সমস্ত পরিশ্রম সার্থক হয়। অলস, প্রমোদী লোকেদের তৎকালীন শ্রমের দ্বারা বেঁচে থাকা সুবিধাজনক মনে করেন। ফল হয়, যোগ্যতা আর অসফলতা থেকে সফলতা থেকে বঞ্চিত হয়ে অঞ্জাহীনের অবস্থা লাভ করে। বেশীর ভাগ লোক সুবিধার শিকার হয়ে আসল অবসরের সময় উদাস হয়ে বসে থাকে। তারা কোনো সিদ্ধান্ত নিতে পারে না, জীবনের লক্ষ্যও ভুলে যায় আর উপযুক্ত সময় পার হয়ে যায়। এই সমস্ত লোকেদের অবস্থা দেখেই ড. জনসন বলেছেন—"এই ধরনের লোকেরা সিদ্ধান্ত নিতে যত সময় লাগিয়ে দেয়— তাদের সন্তানদের কী ধরনের বই দেবে, সেই সময়ে অনেক বাচ্চারা একডজন বই পড়ে ফেলবে।"

কোনো প্রস্তর-মূর্তিকার যদি একটা বিশাল পাথর খণ্ড দেখে উদাস হয়ে যায় যে এটা তো পাথর, এতে মূর্তি কীভাবে তৈরী হবে, তাহলে তাকে মূর্তি প্রস্তুতকারক বলা যায় না।

কিন্তু না, যে নিজের প্রচেষ্টার দ্বারা সেই ট্যারাবাঁকা পাথরে পরিশ্রম করে এক সুন্দর মূর্তি নির্মাণ করে, তবেই সে এক সুদক্ষ কারিগর হতে পারে। যদি 'ছাড়ো, কে

এত পরিশ্রম করে'-র মতো প্রশ্ন ভেবে সে উদাসীনতা ধারণ করে, তো কোনো সুন্দর মূর্তির সৃষ্টিই হবেনা।

জীবন-চক্রকে উচিত দিশাতে নিয়োজিত করে উপযোগী আর ঔচিত্যপূর্ণ লড়াই-এর সম্মুখিন হওয়া প্রত্যেক মানুষের নিজের কর্তব্য। উত্থান-পতনের ফলে কোন পথে চলা উচিত তার সিদ্ধান্ত নেওয়া পুরোপুরি নিজের ইচ্ছার উপর নির্ভর করে। ঈশ্বর মানুষের উপর বিশ্বাস করেছেন। তাকে এতো স্বাধীনতা দিয়েছেন, যে তার নিজের ইচ্ছা-শক্তি, জ্ঞান শক্তি এবং ক্রিয়াশক্তিকে যেকোনো দিকে, যেকোনো প্রয়োজনে লাগাতে পারেন। এতে কারোর কোনো হস্তক্ষেপ করার অধিকার নেই, তাহলে এই উদাসীনতা কেন?

আমি কি করতে পারিনা?—"শক্তি কিংবা ধন কার্য পূর্ণ করে। সময় আসলে সব নিজে নিজেই ঠিক হয়ে যাবে।"—এই ধরনের কথা আমাদের কোনো কাজের প্রতি নিরুৎসাহতাই প্রদান করে। আমাদের উদাসীনতার মূলেও এই কারণ নিহিত আছে। 'দেখা যাবে'-র মতো ভাবনাও এই দুর্গুণের একটা শিকড়। এটাই সেই কারণ যা আমাদের যেকোনো কাজ করতে বাধা দেয়। যোগ্যতাসম্পন্ন হওয়া সত্বেও আলস্যের কারণে উদাসীনতার গহ্বরে পতিত হয়ে পড়ে। এই কারণই আমাদের অগ্রগতির মূল বাধা।

প্রয়োজন নিজেকে নিজে সক্রিয় করার। যেকোনো মানুষকে সক্রিয়তাই তাকে নিষ্ক্রিয় হওয়া থেকে বাঁচায়। যেদিন থেকে জীবনে সক্রিয়তার অভাব উৎপন্ন হয়, সেই দিন থেকেই মানুষের জীবনে নিষ্ক্রিয়তা আসা আরম্ভ হয়ে যায়। এই সময়টাই কারোর জীবনে সবথেকে গুরুত্বপূর্ণ সময় হতে পারে। এখানে এটাই শিক্ষা যেখানে একটা সফলতা নিজের অস্তিত্বকেই সমাপ্ত করে দিতে পারে।

তাহলে এটা কেন হয়? একজন খুব ভালো মানুষ কেন হঠাৎ তার সক্রিয়তা হারিয়ে ফেলে?

যদি আমরা পুরো ঘটনাকে বিচার করি, তাহলে আমরা দেখবো যে, আমাদের উদাসীনতাই আমাদের শত্রু। যা আমাদের নিষ্ক্রিয় হতে বাধ্য করে। যে কাজ সব থেকে নিজেকে সরিয়ে রাখা বা উদাসভাবে সেটা করা থেকে প্রমাণ হয় যে আমরা সেই

কাজে পূর্ণভাবে উদাসীন। একটা উদাহরণের দ্বারা ব্যাপারটা আরো পরিষ্কার হয়ে যাবে—

এক কোম্পানীর মালিক তার কর্মচারীদের আলস্যতার জন্য খুবই চিন্তিত ছিলেন। তারা খুব ধীরে-সুস্থে কাজ করত, সকলেই খুব অলস। ব্যবসা অনেক বড়ো ছিল। বন্ধও করে দেওয়া যায়না। শ্রম এবং মানব সংশোধনের বিশেষজ্ঞকে ডাকা হলো। তাদের সকলেরই একটাই কথা সরোবরের একটা মাছই সমস্ত সরোবরকে খারাপ করে দেয়। সেই মহা অলস লোকটিকে এদের ভিতর থেকে বার করে দিতে হবে, যার কারণে প্রত্যেকের মধ্যেই অলসতার ঘুণ লেগে যাচ্ছে। বিশেষজ্ঞরা শ্রমিকদের সাথে এক সাথে সকল কর্মচারীদের উদ্দেশ্য করে বলেন,—"তোমাদের মধ্যে সব থেকে যে বেশী অলস, সে বেরিয়ে এসো। তাকে আমরা চাকরি থেকে বের করবো না, তাকে শুধু হালকা কাজ করতে দেব। তার মাইনাও সেটাই থাকবে।" চারিদিকে নিস্তব্ধ, কেউ সামনে এগিয়ে আসল না।

সবাইকে একইভাবে বসে থাকতে দেখে বৈজ্ঞানিক খুব উদ্বিগ্ন হয়ে পড়লেন। মালিকের সঙ্গে কথা বলে শর্ত আরও হাল্কা করে দেওয়া হলো। আর ঘোষণা করা হলো—"যে নিজে থেকে বেরিয়ে আসবে তার পাকা উন্নতি করে দেওয়া হবে।" উন্নতি ও হাল্কা কাজের আশ্বাস শুনে একজন ছাড়া আর সকলেই বেরিয়ে আসল। নিজের সিটে বসে থাকা ঐ ব্যক্তিকে জিজ্ঞাসা করা হয়—"কী ব্যাপার ভাই, আমাদের শর্ত পছন্দ হলো না?" তার উত্তর ছিল—"কে উঠে দাঁড়াবার কষ্ট করে। আমি তো এখানেই ঠিক আছি।" দু'পা এগিয়ে যেতে যে তৈরী নয়, এমন মহান ব্যক্তি আমাদের সমাজে অনেক আছে।

এধরনের অলস ব্যক্তিরা উন্নতির সমস্ত পথ নিজেই বন্ধ করে দেয়। অলসতার কারণে তাদের কাজ সম্পূর্ণ হতে হতেও প্রায়শঃ নষ্ট হয়ে যায়। কখনো কখনো

তাদের উদাসীনতার কারণে লোকে মৃত্যুর মুখেও পৌঁছে যায়। ভুলের বন্ধন এদের মধ্যে এক বেপরোয়া ভাব তৈরী করে দেয়। নিরাশাতে ডুবে যাওয়া এধরনের ব্যক্তি কাউকে কোনো রকমের পরোয়া করে না। নিজের মধ্যে থাকা শক্তির দ্বারাও বেপরোয়া থাকা ব্যক্তি নিজের লোকসানের সাথে সাথেই সমাজের জন্য কষ্টদায়ক প্রতিপন্ন হয়।

> ***রোমের বাদশাহ নীরো**-কে পৃথিবীতে কে জানে না? তিনি উদাসীনতার ফলে এক পাহাড়ের গায়ে উঠে পড়েন আর সেখানে দাঁড়িয়ে রোম শহরকে ধূ-ধূ করে জ্বলতে দেখতে থাকেন। রোম জ্বলতে থাকে আর নীরো বেচারা বাঁশী বাজাতে মগ্ন ছিলেন।*

অতএব আপনাকে ব্যর্থ, ভুল, জঞ্জাল থেকে বেরিয়ে বিবেকশীলতা ধারণ করা উচিত, কেননা শ্রেষ্ঠতার দিক্‌দর্শন করা তার মধ্যেই থাকে। তার উপযোগী কৌশল যে জানে, মনে করতে হবে সেই কিছু মহত্বপূর্ণ কার্য করতে সমর্থ হতে পারবে। বিবেকশীলতাকে অন্য কোনো গুণের দ্বারা পূরণ করা যায় না। অন্য গুণগুলি যত বেশী মাত্রাতেই থাকনা কেন, কিন্তু যদি বিবেকের অভাব থাকে, তো সঠিক দিশার খোঁজ পাওয়া যাবে না। দিক্‌ভ্রষ্ট মানুষ যতই পরিশ্রম করুক না কেন, অভীষ্ট লক্ষ্য পর্যন্ত পৌঁছনো তার পক্ষে সম্ভব নয়। বিবেকশীলতাকেই সত্য-সাধনের একমাত্র উপায় বলা যায়। সঠিক স্থানে পৌঁছনোর এটাই আধার। হিরে গাছের সঙ্গে ফুলের মতো ঝুলতে দেখা যায় না। তাকে কয়লার গভীর খাদ থেকে খুঁড়ে বার করতে হয়। সত্যই কেউ অনায়াসে লাভ করতে পারে না, তাকে বিবেকের কোদাল দিয়ে খুঁড়ে বের করতে হয়। দুধ আর জলকে আলাদা করে দেবার গুণ একমাত্র হংসের-ই আছে। এই প্রবাদ বাক্য তো অলংকার মাত্র। কিন্তু এই সত্য যে বিবেকরূপী হংস-বৃত্তি উচিত আর অনুচিতের মিশ্রণ থেকে সঠিক-টাকে খুঁজে বের করে আর তার উপর দেওয়া খোলসকে খুলে ফেলে দেয়। সমাধান যখন পাওয়া যাবে, তখন বিবেকের সাহায্য নেওয়ার ফলেই পাওয়া যাবে। অন্য সব ক্ষেত্রের মতো এক্ষেত্রেও অনুচিত ও উচিতের মিশ্রণ আছে। কোথায় কতটা অংশে উপযুক্ত। যদি ফুটন্ত ফুল আমরা চয়ন করি, তাহলে একটা ফুলের তোড়া তৈরী হতে পারে। শুধু সার সংগ্রহের দৃষ্টি নিয়ে চলে যাই,তো অসফলতার অবস্থাতেই পরিবর্তিত হওয়া নিশ্চিত। বিবেকের সাহায্যেই উদাসীনতার মৃত্যু হতে পারে। এটাই আমাদের শিক্ষা দেয়—

যা কাল করবে, সেটা আজ করো, যা আজ করবে, সেটা এক্ষুনি করো।
পলকে পরলোক গমন করলে, অনেক কাজ কবে করবে?

কর্মতে আস্থার এই মন্ত্র নিষ্ক্রিয়তাকে নষ্ট করে দেবে। আপনাকে সক্রিয় করে তুলবে। টাল-মাটাল অবস্থা বা নাকারাত্মকতার জীবনে কোনো স্থান নেই, প্রতিটি জিনিসের প্রতি উৎসাহ দেখান। দেখুন জীবন আনন্দে ভরে উঠবে। সাকারাত্মকের সমাবেশ জীবনকে মত্ত করে দেবে। সবার প্রতি সাকারাত্মক দৃষ্টিকোণ গ্রহণ করুন। উদাসীনতা জীবন থেকে তাড়িয়ে দিন। এটা বাস্তবিক সত্য। এই সত্যকে লাভ করার জন্য আপনাকে এগিয়ে যেতে হবে; যদি আপনি প্রস্তুত তবেই। সর্বপ্রথমে আপনাকে দৃঢ়তার সঙ্গো নিজের বিচার-ভাবনাকে সাকারাত্মকের সাথে যুক্ত করতে হবে। নিজেকে এমন বানাতে হবে, যে যখন চাইবেন নিজের বিচারকে সাকারাত্মক মোড় দিতে সফল হবেন, উদাসীনতার রূপে নিজের ভীরুতাকে লুকিয়ে রাখবেন না। সত্যের মোকাবিলা করার প্রচেষ্টা করুন। যেকোনো ব্যাপার বা পরিস্থিতির মোকাবিলা করার জন্য নিজেকে তৈরী থাকুন। তার থেকে বাঁচার চেষ্টা করবেন না। কারণ তার থেকে বাঁচা বা মুখ লুকানো আমাদের ভীরুতারই পরিচয় দেয়। অতএব আপনাকে নিজেকে সন্তুলিত করে তুলতে হবে। সমস্ত পরিস্থিতির মোকাবিলা করার জন্য নিজেকে দৃঢ়তার সঙ্গো বদলাতে হবে, তবেই আপনি এর উপর বিজয়লাভ করতে পারেন। এটা মনে করে চলুন যে আপনি উদাস আছেন, কারণ আপনার মন ও আচরণের উপর হওয়া পরিবর্তনের উপর অর্থাৎ আপনার ভাবনা আর বিচারধারার উপর আপনার বিবেকপূর্ণ নিয়ন্ত্রণ নেই। এটা জেনে নিন যে, সমস্ত প্রকার ভাবনাই বিচারের দ্বারা উৎপন্ন হয়। এতএব যখনই আপনি কোনো নাকারাত্মক ভাবনা অনুভব করেন, তখনই আপনি তাকে উৎপাদনকারী বিচারকে চিনতে ও লিখতে শিখুন। এরকম করার জন্য একটা কাগজে দুটো ভাগ করুন। প্রথম ভাগে নিজের নাকারাত্মক বিচার লিখুন আর দ্বিতীয় ভাবে সেই নাকারাত্মক বিচারের বদলে বেশী বাস্তবিক বিকল্প লিখুন। এতে আপনার বিচারের বাস্তবিক স্থিতির সাথে তুলনা করতে পারবেন। এখন আপনি নিজেকে প্রশ্ন করুন এটা কি সত্যি? তারপর ভাবুন। বাস্তবিক স্থিতি আপনার সামনে থাকবে।

উদাসীনতার সমস্যার সমাধানের আর একটা উপায়ও আছে। সেটা হলো নিজে আশাবাদী হওয়া অর্থাৎ সক্রিয় আর আশাবাদী বন্ধু-বান্ধবদের সাথে থাকা।

উদাহরণের জন্য আপনার মনে এক চিন্তা এসেছে—

"আমার রাস্তায় এক বন্ধুর সাথে দেখা হলো, আর সে আমার সাথে কথা বলল না, সে আমাকে চায়ও না। আমাকে কেউই চায় না।" কিন্তু এই বিচারের দ্বিতীয় মানেও হতে পারে। হয়ত সে আপনাকে দেখতেই পায়নি, বা সে নিজেই সমস্যাতে ডুবে আছে। এইভাবে আপনি আপনার সবচেয়ে গভীর সমস্যার সমাধান করার চেষ্টা করুন। যদি আপনার মনে হয় যে আপনি আকর্ষণ-যোগ্য নন, তাহলে নতুন ঢংয়ে চুল কাটান, বা নিজের ওজন কমান। যদি আপনি আপনার কাজে সফলতা পাচ্ছেন না, তো আপনি আপনার দক্ষতা বাড়াবার জন্য কোনো উপযুক্ত পাঠ্যক্রমে নিজের নাম লেখান কিংবা অন্য কোনো উপায় অবলম্বন করুন। এমন কাজ করুন যাতে সফলতা বা প্রসন্নতার অনুভূতি আছে। সেই কাজ সপ্তাহের শেষে করুন। লেখা-পড়ার, বা শোবার ঘর পরিষ্কার রাখুন। ব্যায়াম করার জন্য সাইকেল চালান, কিংবা চিঠি লিখুন। কোনো সংগীত গোষ্ঠী বা ক্লাবের বৈঠকে যোগদান করুন। উদাসীন ব্যক্তি ছোটো ছোটো সমস্যাকেও অনেক বড়ো ব্যাপার বলে মনে করে। অতএব যে কার্য বেশি সমস্যার সৃষ্টি করছে, তাকে ছোটো ছোটো ভাগে ভাগ করে নিন। অনুসন্ধানের দ্বারা জানা গেছে যে, যে ব্যক্তি অন্যের সাথে ব্যক্তিগত সম্বন্ধ তৈরী করে রাখে, পরিবর্তন আর অসুবিধার সময় তার মানসিক স্থিতি সেইসব লোকেদের থেকে অনেক ভালো থাকে, যারা একাকী জীবন অতিবাহিত করার চেষ্টা করে। ক্যালিফোর্নিয়ার মানসিক স্বাস্থ্য বিভাগ এই আন্দোলন চালাতে থাকে যে মিত্রতা ভালো ওষুধের কাজ করে। এই পড়াশোনার ফলে জানা গেছে যে, অন্যের জন্য চিন্তা অর্থাৎ সমাজসেবা আপনাকে দীর্ঘ জীবন প্রদান করতে পারে। আপনার বন্ধুদের তালিকায় এইরকম বন্ধুর নাম সর্বপ্রথমে থাকা উচিত যার সাথে আপনি আপনার হৃদয়ের চিন্তা-ভাবনার ব্যাপারে ভাব বিনিময় করতে পারেন। এইরকম বন্ধুর সঙ্গ খুবই জরুরী, যার সাথে আপনি খেলা-ধূলা আর যার কাছে আপনি অভিযোগও করতে পারেন। বন্ধুদের সাথে মেলা-মেশার অভ্যাস করুন। একাকীত্ব আর আলাদা থাকার ভাবনাও উদাসীনতার সংকেত মনে করুন। এর থেকে বাঁচার জন্য মস্তিষ্ককে ব্যস্ত রাখুন। অর্থাৎ নিচে দেওয়া নিয়মগুলি মেনে চলুন—

1. আন্দাজ করতে শিখুন, এতে কোনো পয়সা খরচ হয় না। এতে শরীরে এমন রাসায়নিক পরিবর্তন আসে যাতে আপনার মানসিক স্বাস্থ্য ভালো থাকে। এই আভাষ আপনাকে কোনো কাজ করার ভাবনার সাথে সাথে কাজে দক্ষতাও আনবে। এতে আপনার নিজেকে অসহায় অনুভব করার ভাবনা কমবে। উদাসী লোকেদের এই ভাবনাই বেশী থাকে।
2. দৌড়ানো, নাচ, দড়ি লাফানো বা অন্য ব্যায়ামের দ্বারা শরীর বেশী মাত্রায় অক্সিজেন পায়। শরীর সুস্থ্য থাকলে আত্মবিশ্বাস বাড়ে।
3. সপ্তাহে অন্ততঃ তিনবার (সম্ভব হলে পাঁচবার) 15 থেকে 20 মিনিট ব্যায়াম করে নিজের নাড়ীর গতি বাড়ানো উচিত।
4. দ্রুত চলাও দৌড়ানোর মতোই। দিনে দেড় কিলোমিটার অন্তত 15 মিনিটে শেষ করতে হবে। এই দূরত্ব আস্তে আস্তে বাড়িয়ে 5 কিলোমিটার পর্যন্ত করে নিন। 5 কিলোমিটার দূরত্ব 45 মিনিটে চলা শেষ করবেন।
5. পুষ্টিকর খাদ্য গ্রহণ করুন, যাতে সেরোটাইন আর নেরোপাইনের ফাইনের মতো মস্তিষ্কে রাসায়নিক পদার্থের ঘাটতি পূরণ হতে পারে। এই রাসায়নিক পদার্থ মনোদশাকে প্রভাবিত করে এবং অমনোযোগী লোকেদের মধ্যে প্রায়শঃ এর ঘাটতি দেখা যায়। সংবেদনশীল লোকেদের মধ্যে কোনো একটা পরিপূরক খাদ্যের অভাবও তাদের অমনোযোগী বা উদাসীনতা ঘিরে নেয়।
6. পৌষ্টিক আহার অর্থাৎ ভাত, মাছ, শাক-সবজি, ডিম ইত্যাদি খাওয়া উচিত। এর সাথে ভিটামিন 'ডি' জাতীয় পদার্থও খেতে হবে।
7. অবসাদ দুর করার জন্য জ্ঞান-চিকিৎসার সাহায্য নিন। অতিভাবুকতা থেকে দূরে থাকুন। আর তর্কের সাহায্যে সিদ্ধান্ত গ্রহণ করুন।
8. নিজেকে শারীরিক দৃষ্টিতেও সামান্য করে তুলুন। খাবারে যেন সাম্যতা থাকে। অর্থাৎ কম মাত্রায় খাবার খান।
9. নেশার বস্তু থেকে দূরে থাকুন, বিড়ি, সিগারেট, সিগার, আফীম, ভাঙ, গাঁজা, মদের মতো জিনিসকে ছোঁবেন না। কারণ এতে মানসিক অবসাদ হতে পারে।
10. এমন কাজ করুন, যাতে আপনি সফলতা আর প্রশান্তি লাভ করতে পারেন।
11. প্রতিদিন ঠিক সময়ে শুয়ে পড়ুন ও আর সকালে উঠুন। নিয়মিত রূপে ব্যায়াম করুন, সেটা একটু দূরে ঘুরতে যাওয়াই হোক না কেন।

12. ব্যাথা দূর করার জন্য ওষুধে, অ্যান্টিবায়োটিক যেমন উচ্চ রক্তচাপ নিয়ন্ত্রিত করার মতো ওষুধের প্রয়োগ করবেন না। কারণ এই ওষুধও উদাসীনতা তৈরী করতে পারে।
13. রক্তে সুগারের কারণেও উদাসীনতা বাড়তে পারে। সাদা চিনি খাওয়া বন্ধ করে দিন। দিনে বার বার অল্প অল্প খাবার খান।
14. হরমোনের সাম্যহীনতাও উদাসীনতার কারণ। অতএব আপনার থাইরয়েডের চিকিৎসা কোনো বিশেষজ্ঞের দ্বারা করান।
15. কঠোর পরিশ্রমের দ্বারা প্রাপ্ত সফলতা আত্মবিশ্বাসকে বাড়িয়ে তোলে। আর উদাসীনতা নিজে নিজেই পালিয়ে যায়।

অধ্যায়—4

আপনি উৎকণ্ঠিত কেন

দুঃখকে বস্তুত তৎকালীন কষ্টদায়ক মনে হয়, কিন্তু তা কেবল কঠিন অধ্যাপকের মতো, যা জীবনকে যথার্থ শিক্ষা দেওয়ার জন্য আসে।

"আপনি উদ্বিগ্ন কেন? কী এমন কারণ যে আপনাকে এত উদ্বিগ্ন করে তোলে? এই অস্থিরতা কেন? হয়ত এটা কোনো কষ্টের কারণ? আসলে সেই কষ্টটা কী? কে এর জন্য দায়ী? কোথা থেকে এর সূত্রের উৎপত্তি? কষ্টের সময় আপনি কী এই প্রশ্নগুলির উপর গভীরভাবে মনোযোগ দিয়েছেন? কখনও ভেবেছেন? যদি না হয়, তাহলে আসুন এই প্রশ্নগুলির উপর গভীরভাবে রেখাপাত করি।" হয়ত আপনার কষ্টের বাস্তবিক কারণ অন্য কিছু। কখনও কখনও এমনও হয় আমাদের যা সমস্যা হয়, তার মূলেই তার সমাধান লুকিয়ে থাকে। আর আমরা বিহ্বল হয়ে এদিক-ওদিক হাত-পা ছুঁড়তে থাকি। যার ফল শূন্যই হয়। এই বিহ্বলতা আমাদের কষ্টের কারণ হয়ে দাঁড়ায়।

পৃথিবীতে দু'ই প্রকারের মানুষ হয়। প্রথমতঃ যারা কল্পনালোকে ভর করে জীবন অতিবাহিত করে। আর দ্বিতীয়তঃ যারা সত্য আর বাস্তবতার উপর নির্ভর করে জীবন সম্পন্ন করে। শব্দতে একটা আকর্ষণ থাকে। সেটা এমনই যা মরুদ্যানে মরীচিকার মতো। এর বিপরীত যথার্থ কঠিন সত্য থাকা সত্বেও আমাদের অঙ্গীকার করতে হয়।

কারণ এটাকে স্বীকার করা ছাড়া আমরা শব্দের ভীড়ে ব্যতিব্যস্ত হয়ে থাকি আর আমাদের প্রগতি দিবাস্বপ্নই হয়ে থেকে যায়। অতএব আপনাকে শব্দের এই জঞ্জালকে ভাঙতে হবে। অর্থাৎ যথার্থ বাস্তবিকতার উপর থেকে জীবনের সত্যতা সম্বন্ধে সতর্কিত হতে হবে। কল্পনা আর বিহ্বলতাকে নাশ করতে হবে।

"আমার তো শক্তি ফুরিয়ে এসেছে। এই দুঃখ জীবন-ভোর পিছন ছাড়ানো যাবে না। এসব আর আমি দেখতে পারিনা। এখন কী হবে? এখন এসব কীভাবে চলবে? হে ভগবান, এখনও আর কী কী হবে?" এধরনের শব্দ আপনার কষ্টের ব্যথা ব্যক্ত করে। হতে পারে আপনার এমন কোনো কাজ নষ্ট হয়ে গেছে অথবা হাতছাড়া হয়ে গেছে, যার ফলে আপনার জীবনের সার্থকতা লাভ করতে পারতেন। যেমন আপনার সন্তান কোনো অসুবিধায় পড়ে গেছে, ছেলে-মেয়েদের বিয়ে হচ্ছেনা, ব্যবসা বাড়াবার চিন্তা, সম্পত্তি তৈরী করা বা যত শীঘ্র সম্ভব বড়লোক হওয়ার ইচ্ছা, কোনো প্রিয়জন আপনাকে ত্যাগ করে গেছেন। কোনো প্রিয়জনের মৃত্যু হয়েছে, অথবা পূর্বে আপনি এমন একটা ভুল কাজ করে বসেছেন, যার জন্য অপরাধবোধ আপনার মস্তিষ্ককে কুরে কুরে খাচ্ছে। এসব জীবনের ব্যবহারিকতা থেকে সামান্যরূপে উৎপন্ন হওয়া উদ্বিগ্নতা। যাদের দেখে আমরা নিজেরা উদ্বিগ্ন হয়ে উঠি, কিন্তু সবথেকে খারাপ কথা আমরা এধরনের উদ্বিগ্নতা থেকে রেহাই পাওয়ার পথ খুঁজে পাইনা, আর এর থেকে পালাবার জন্য কোনো নেশা বা মদের সাহায্য নিয়ে নিই, বা কোনো অকারণ প্রেমে পড়ে যাই। পার্টির চক্করে পড়ে যাই বা প্রতিটি ক্ষণ অবসাদে ঘিরে থাকি।

যখন এটা সত্য যে, আমাদের শরীরের এক একটি কোষ প্রাকৃতিকভাবে এভাবেই তৈরী যে তারা জীবিত থাকার জন্য সর্বদা সংঘর্ষ করছে। পৃথিবীতে আমাদের জন্ম এইজন্য হয়েছে, যে আমরা জীবিত থাকি, জীবনে সংঘটিত হওয়া সমস্ত ঘটনা আমাদের জন্য এক অনুভবের সমান। তাকে আমাদের অনুভব করতে হবে। অর্থাৎ এই অনুভবের উপরেই যথাসাধ্য ভালো মন্দ আচরণ করে নিজেদের বিকাশ করতে হবে। জীবন এমন এক প্রদীপ, যার উদ্দেশ্য সর্বদা অধিক থেকে অধিকতর আলো বিকীরণ করা। জীবন এক আশীর্বাদ, কিন্তু আমাদের ভ্রান্ত ধারণা আর মূঢ়তা তাকে দুঃখের কারণ হিসাবে প্রতিপন্ন করে তুলেছে। তা আমাদেরই নিরাশার প্রতীক।

একটু তাদের দিকে দেখুন, যারা দুঃখের-কষ্টের মধ্যেই জন্ম নিয়েছে আর সারা জীবন ধরে কষ্ট আর সংকটের মধ্যেই ঘিরে থাকে। তবুও তারা আনন্দের সাথে

হেসে-খেলে নিজেদের জীবন অতিবাহিত করে। সাংঘাতিকভাবে রোগগ্রস্ত হওয়া সত্ত্বেও হাসিমুখে বলে 'আমার কিছু হয়নি, চিন্তা কোরো না।' কিংবা সাংঘাতিক ব্যথাতে মুখে আঃ শব্দও উচ্চারিত হয় না। এটাই জীবনের জীবন্ত থাকার প্রতীক। দুঃখিত থাকা সত্ত্বেও প্রকাশ পেতে দেয়না যে তারা দুঃখে আছে। এটা জীবন্ত থাকার চিহ্ন। প্রতিটি ছোটো-খাটো কথাকে নিজের দুঃখের কারণ তৈরী করা সাধারণত বেশীর ভাগ লোকের অভ্যাস হয়ে যায় ফলে তাদের কাছে ছায়াও ভুত বলে মনে হতে থাকে। দুঃখের আকার গ্রহণ করাটা আমাদেরই নিরাশাবাদের দান। আনন্দ বা দুঃখ বাইরের জগতে নয়, আমাদের মনে নিহিত আছে। যদি কোনো কারণ বা কথা আপনার জন্য দুঃখের, তো অন্য কারোর জন্য আনন্দের। অনেক সময় একই বস্তু একরকম অবস্থায় আমাদের কাছে আনন্দের, আবার অন্য অবস্থায় নিরানন্দের কারণ হয়ে দাঁড়ায়। অতএব আপনার চিন্তা-ভাবনা বদলান, দুশ্চিন্তা আপনা থেকেই দূর হয়ে যাবে।

***জরাথুস্ট** যখন জন্মায় তখন তিনি হাসতে হাসতে জন্মেছিলেন। অন্য শিশুদের মতো সে কাঁদেনি। তাই দেখে উপস্থিত সকলে খুব আশ্চর্য হয়ে গিয়েছিল যে, বাচ্চাটা কাঁদছে না কেন? নানা জন নানা রকম অনুমান করল। জরাথুস্ট যখন বড়ো হলো, তখন লোকেরা তাঁর জন্মানোর সময় হাসির কথা শোনালো এবং এই হাসির কারণও জানতে চাইল। তখন তিনি বললেন,---"আমি যখন মরছিলাম তখনও হাসছিলাম। তখন থেকেই আমি পর্দার পিছনে থেকে হেসেই চলেছি। আমি জন্মাবার সময়ও হেসেছি। সকল পরিবর্তন হেসেই গ্রহণ করতে হয়।" বুঝতে পারলাম না, মরার সময় কেন হাসলেন, জিজ্ঞাসা করলে উনি বললেন,—"লোকেদের কাঁদতে দেখে হাসি পেয়েছিল, যে ওরা কত বোকা, আমি বাড়ি পাল্টাচ্ছি আর ওরা কেন দুঃখ পাচ্ছে? যদি আমরা*

সমস্ত পরিবর্তন এইভাবে হেসে গ্রহণ করি তো জীবনে বেঁচে থাকার এক মন্ত্র পাওয়া যাবে।

অর্থাৎ অন্যের কোনো ভালো গতিবিধি বা কার্যকে দেখে আমাদের দুঃখ হয়। আমাদের ধারনা আমাদের কাঁটা হয়ে লাগতে থাকে, কেন আমাদের কাজ আমাদের ইচ্ছা অনুযায়ী হয়না? অন্য লোকেরা দুঃখেও কেন হাসে? দুঃখী কেন হয় না?

সুখ-দুঃখ, অনেক কিছুই আমাদের চিন্তা-ভাবনার উপর নির্ভর করে। অনেক সময় সুখের সাধনাই আমাদের দুঃখের কারণ হয়ে দাঁড়ায়।

একজন লোক, তার স্ত্রীর সাথে একটা ঝুপড়িতে খুব শান্তিতে বাস করত। সংসারে দু'জনেই খুব সুখী ছিল। লোকটি সারাদিন পরিশ্রম করে যা উপার্জন করত, তাই দিয়ে দু'জনের পেট আনন্দের সঙ্গে চলে যেত। তার কোনো লোভ, লালসা, বা কামনা, আকাঙ্খা ছিল না। ঘৃণা বা ঈর্ষা কী জিনিস তাও জানত না। সে একজন সোজা-সরল শ্রমিক ছিল। তাদের ঝুপড়ির পাশেই একজন শেঠ থাকত। সে সারাক্ষণ চিন্তা আর দুঃখেই ডুবে থাকত। লোকটি জানতও না আনন্দ কাকে বলে? একদিন এক সাধু তাকে জানালো—তোমার এই সমস্ত ধন-দৌলতই তোমার দুঃখের কারণ। তোমার এই ধন-সম্পত্তিই তোমার অস্তিত্বের উপর চেপে বসেছে। সেটা তোমার বিবেককেও চাপা দিয়ে রেখেছে। তোমার মন সর্বদা একটা জিনিস থেকে অন্য জিনিসের প্রতি আকর্ষিত হয়ে ছটফট করে ঘুরতে থাকে।

সাধু অন্যদিকে ঝুপড়িতে থাকা দম্পতির দিকে নির্দেশ করে বলেন—"দেখ, ওরা নির্ধন হয়েও ওদের মুখমণ্ডলে কত আনন্দের ঔজ্জ্বল্য প্রকাশ পাচ্ছে। ওদের মাংসপেশী কত মজবুত। ওদের বাহু কতো সুডৌল। ওরা কত আনন্দের সাথে সব জায়গায় ঘুরে বেড়ায়। গান গায়, কিন্তু হায়! তোমার ভাগ্যে এরকম সুখ আর আনন্দ কোথায়?"

"ধনী ব্যক্তিটি নিজের মনে চিন্তা করে, সাধুর কথার পরীক্ষা নেওয়া যাক। সাধুর পরামর্শে সেই ধনী ব্যক্তি চুপচাপ সেই নির্ধন মজদুরের ঘরে নিরানব্বই টাকা একটা থলিতে ভরে ফেলে দেয়। দ্বিতীয় দিন দেখে কি ঐ নির্ধন মজুরের ঘরে উনুনও জ্বলেনি। সেখানে আগে প্রতিদিন একই সময়ে তার ঘরে রান্না করে খাবার বানানো হতো।

দ্বিতীয় দিনে ভোরবেলা সাধু সেই ধনী ব্যক্তিকে নিজের সঙ্গো নিয়ে সেই মজুরের ঘরে গিয়ে উপস্থিত হলেন, তিনি শ্রমিককে রাতে উনুন না জ্বালানোর কারণ জিজ্ঞাসা করেন। সেই নির্ধন মজদুর সাধুর সামনে মিথ্যা কথা বলতে পারে না, সে সমস্ত বৃত্তান্ত তাকে সত্যতার সঙ্গো জানায়। শ্রমিকটি বলল,—"কালকের আগে আমি প্রতিদিন কিছু উপার্জন করতাম আর তাই দিয়ে আটা, সব্জী, তেল, মশলা ইত্যাদি কিনে আনতাম। কিন্তু কাল আমরা এইজন্য উনুন জ্বালাইনি যে, কাল আমাদের ঘরে একটা ছোটো থলি এসে পড়েছে যাতে পুরো নিরানব্বই টাকা আছে। যখন আমি নিরানব্বই টাকা গুণলাম, দেখলাম মাত্র এক টাকাই কম আছে একশো হতে। যদি কোনোভাবে একটাকা হয়ে যায় তাহলে পুরো একশ টাকা হয়ে যাবে। ব্যস, সেই একটাকাকে পূর্ণ করার জন্য আমরা এটা সিদ্ধান্ত নিয়েছি যে আমরা একদিন বাদ দিয়ে খাবার খাবো। আর এইভাবে সারা সপ্তাহ কিছু কিছু বাঁচিয়ে সেই ঘাটতি পূরণ করবো। এইজন্য কালরাতে আমাদের অভূক্তই থাকতে হয়েছে।

এইরকম নানা ধরনের কথা-বার্তা আমাদের দুঃখের কারণ হয়ে ওঠে। জীবনের বিভিন্ন প্রকারের প্রয়োজনীয়তা অর্থাৎ নানা ধরনের কর্তব্যের ভার আমাদের শারীরিক ও মানসিক শক্তির উপরে পড়ে, যা আপনাকে অস্থির আর উদাসীন করে তোলে।

এই উদ্বিগ্নতা থেকে মুক্তি কীভাবে পাওয়া যেতে পারে? ভগবান এটা কখনই সমর্থন করেন না যে, আপনি আপনার কর্তব্য থেকে পিছন ফিরে থাকুন বা প্রতিদিনের কার্য থেকে মুখ ফিরিয়ে নেন। ভগবানের মত হলো আপনি এমন স্বভাব তৈরী করে নিন, যাতে কঠোর পরিশ্রমের দ্বারা সাধিত হওয়া কার্যেও আপনি সর্বদা বিশ্রামের অনুভব করবেন। এরজন্য আপনাকে সর্বদা ত্যাগরূপী পাহাড়ে স্থির দাঁড়িয়ে থাকতে হতে পারে আর এইভাবেই এই উত্তম ভূমিকাতে নিজেকে দৃঢ়তার সঙ্গে প্রতিষ্ঠিত করতে হবে, যে কার্য আপনার সম্মুখে উপস্থিত হবে, তাতেই আপনি পুরোপুরি মগ্ন হয়ে যেতে পারেন। আপনার যেন কখনও পরিশ্রান্ত মনে না হয়। অর্থাৎ কঠিন আর শ্রম-সাধ্য কার্য সম্পূর্ণ করতে সফল হবেন।

ধৈর্য্যের প্রদর্শন আপনার জন্য কল্যানময় হয়ে উঠবে। ধৈর্য্য চরিত্রের এক উজ্জ্বল অলংকার। কোনো বিশেষ বস্তুর প্রতি কোনো বিশেষ প্রকারের প্রবৃত্তিকে ধৈর্য্য বলে না, যেমন কোনো একটি মেয়েকে সেলাই-বোনাই-এর প্রতি, আর একটি বাচ্চাকে তার খেলা-ধূলার প্রতি আকর্ষিত করতে পারে। বরঞ্চ সমস্ত কার্য আর সমস্ত পরিস্থিতিতে নিজের স্থিরতা আর নম্র শক্তির পরিচয় দেওয়াই ধৈর্য্য। যে ব্যক্তি ধৈর্য্য রাখতে পারেনা, সে শীঘ্রই বিভিন্ন প্রকারের দুঃখের শিকার হয়ে ধ্বংসের দিকে অগ্রসর হতে থাকে। যদি আপনি উচ্চ-স্তরের সমৃদ্ধি পেতে চান, আর নিজের মধ্যে উপযুক্ততা অর্থাৎ সামর্থ্য উৎপন্ন করতে চান, তো আপনাকে আত্ম-নিয়ন্ত্রণ করে ধৈর্য্য ধারণ করার ক্ষমতা লাভ করতে হবে। এতে কেবল নিজের ভালোর দিকে নজর না দিয়ে অন্যের ভালোর চিন্তাও করতে হবে। বুদ্ধিমান লোকেরা সহিষ্ণু হন, এবং দীর্ঘ সময় পর্যন্ত দুঃখ আর উদ্বিগ্নতা সহ্য করার জন্য প্রস্তুত থাকেন। প্রত্যেক মানুষেরই এটা ধর্ম যে, সে জানে জীবনের অত্যন্ত গুরুত্বপূর্ণ সমস্যা আর তাদের সাথে মতভেদ রাখা লোকেদের সঙ্গে কীভাবে শান্তিপূর্ণ থাকা যায়। ঝগড়া-ঝামেলাতে মনে কষ্ট উৎপন্ন হয় আর তাতে মনে বিকৃতি-ভাব উৎপন্ন হয়। যদি ধৈর্য্য অনুশীলন করে নিতে পারেন, তবে মানসিক শান্তি আর সন্তুষ্টতা লাভ করতে পারবেন। তা নাহলে, প্রতিটি পরিস্থিতি থেকে নিজেকে ধৈর্য্য সহকারে বের করে আনা, নিজের পরিজনদের ত্রুটি-বিচ্যুতির প্রতি ধৈর্য্য রাখা একটা বড়ো অগ্নি পরীক্ষা, কিন্তু অবশেষে ধৈর্য্য কঠিন পাথরকেও ঘসে ঘসে বালিতে পরিণত করে দেয়। সেইরকম ধৈর্য্যবান ব্যক্তি নিজের অনেক বড়ো উদ্বিগ্নতাকেও নিজের ধৈর্য্যের দ্বারা নষ্ট করে দেয়। এই ধরনের

লোকেরা নিজের বিপরীতে বিপক্ষ ব্যক্তিদের কাছেও জয়ী হন। ধৈর্য্যের দ্বারা মানুষের মনও জয় করা যায়। ধৈর্য্যই বাস্তবিক বিজেতা এবং নিয়ন্ত্রক।

ধৈর্য্য ধারণ করার জন্য আপনি কোনো কাজ করতে করতে দু'এক মিনিট সময় বের করে ধ্যান করুন যে,—পরমাত্মা সর্বশক্তিমান। তারই অংশ আমার আত্মা এটা সত্য, তবুও এই শরীর যা তার সাক্ষীমাত্র। আমার কার্যের ফল, অর্থ অথবা পরিণাম চিন্তা করা উচিত নয়। এইভাবে চিন্তা করতে করতে চোখ বন্ধ করুন। নিজের অঙ্গা-প্রত্যঙ্গাকে শিথিল রাখুন। শরীরকে পুরোপুরি বিশ্রাম দিন। চিন্তা-ভাবনার বোঝা মস্তিষ্ক থেকে নামিয়ে দিন। চিন্তার বোঝা নামানোর ফলে আপনি যতটা সফলতা পাবেন, ততটা আপনি নিজেকে সমর্থ, শক্তিবান অনুভব করবেন। কারণ চিন্তাই আপনার উদ্বিগ্নতার বাস্তবিক কারণ। চিন্তার ফলে অর্থাৎ বিক্ষুব্ধ বিচার আপনার শরীরের প্রাণ রক্ষক অঙ্গোর উপর মন্দ প্রভাব ফেলে। যদি আপনি আপনার জীবনী-শক্তি কামনা করেন, সুস্থ্য সবল থাকতে চান, তবে আপনার অহং ভাবকে প্রতিদিন মন থেকে বাইরে বার করে তার বোঝা হালকা করতে হবে। চিন্তাশীল অর্থাৎ হয়রানি, উদ্বিগ্ন করার মতো ভাবনা-চিন্তাকে নিজের জীবনের সুধা নিংঙে নিতে দেবেন না। পরিপূর্ণ সুস্থ্য, বলবান কার্যের শক্তি তাতে লুকিয়ে থাকে। যাতে আপনি আপনার মনকে সদা প্রসন্ন, ভারহীন রাখার চেস্টা করুন অর্থাৎ তাকে কখনও দুশ্চিন্তাগ্রস্ত, উদ্বিগ্ন, হয়রান, দুঃখিত বা চঞ্চল হতে দেবেন না। তা কখনও ভয় অথবা শোকের কাছে পরাজিত হতে দেবেন না। এতে উদ্বিগ্নতার অস্তিত্ব একেবারে নিজেই শেষ হয়ে যাবে। নীচে লেখা উপায়গুলির দ্বারা কার্য শীঘ্র সম্পন্ন করতে সহায়তা করবে।—

1. নিজেকে যতটা সম্ভব চিন্তামুক্ত রাখার চেস্টা করুন।
2. যেকোনো উদ্বিগ্নতার পরিস্থিতিতে নিজের বন্ধু-বান্ধব, পরিবারে লোকেদের বা প্রতিবেশীদের সহায়তা গ্রহণ করুন।
3. উদ্বিগ্নতার পরিস্থিতিতে সংকোচ অথবা লজ্জা ত্যাগ করুন। কারণ সংকোচ অথবা লজ্জা আমাদের উদ্বিগ্নতা বাড়িয়ে দেয়।
4. মনে কোনো চিন্তার উদ্রেক হলে, শুভাকাঙ্খীদের সাথে তার আলোচনা নিশ্চয় করবেন। এতে মনের বোঝা হালকা হয়ে যায়। আর চিন্তামুক্ত হওয়ার রাস্তা পাওয়া যায়।

5. যে কোনো পরিস্থিতিতে নিজেকে প্রসন্ন ও প্রফুল্ল রাখুন।
6. সরষের পাহাড় বানাবেন না, কারণ উদ্বিগ্নতার কারণ ভয়ংকর মনে করবেন না।
7. উদ্বিগ্নতার মোকাবিলা করার জন্য ধৈর্য্যের সাহায্য নিন।
8. ধৈর্য্যের গুণ বিকশিত করার জন্য অধৈর্য্য হবেন না।
9. যেকোনো কার্যকে ক্রমবর্ধমান স্পষ্টতা এবং সন্তুষ্টির সাথে সম্পন্ন করলে ধৈর্য্য আপনা থেকেই বিকশিত হয়।
10. নিজের চিন্তা-ভাবনাতে অসম্ভব শব্দের স্থান রাখবেন না।
11. কোনো কার্য নষ্ট হয়ে গেলে তাকে পুনরায় সম্পন্ন করার চেষ্টা করুন।
12. কোনো অজানা ব্যক্তির সামনে নিজের দুঃখের কাহিনী বলতে লাগবেন না।
13. উদ্বিগ্নতার সময় শান্ত-চিত্তে ভাবনা-চিন্তা করুন।
14. সার্থক চিন্তা-ভাবনা উদ্বিগ্নতা থেকে মুক্তি প্রদান করে।
15. পুরোপুরিভাবে চিন্তা-ভাবনা না করে কোনো কাজ আরম্ভ করবেন না।

অধ্যায়—5

মনের আলোই জীবনের আলো

নিজের মনের অন্তর্নিহিত নন্দন-কাননে গিয়ে আনন্দ-রস আস্বাদন করুন। নিজের ভিতরের স্বর্গসুখের অনুভব করুন। আপনার সকল কামনা পূরণ হয়ে যাবে। সমস্ত দুঃখ অর্থাৎ কষ্ট থেকে আপনি উদ্ধার পেয়ে যাবেন।

"হ্যাঁ এই প্রবাদবাক্যই সত্যি"—কারণ আপনার অন্তঃকরণ সর্বত্র, সমস্ত পরিস্থিতিতে আপনার সাথে আছে। সত্য কিংবা মিথ্যা ধারনার কারণে বস্তুকে দেখার দৃষ্টিভঙ্গি অর্থাৎ দৃষ্টিকোণে তফাৎ হতে পারে। দৃষ্টিকোণ দুই প্রকারের হয়। সাকারাত্মক বা নাকারাত্মক। এই দু'ইয়ের মধ্যে যেকোনো একটি দৃষ্টিকোণের উপরই ব্যক্তির জীবন নির্ভর করে। নাকারাত্মক চিন্তা-ভাবনা মানুষের জীবনকে অন্ধকারের খাদে ঠেলে দিতে পারে, আবার সাকারাত্মক চিন্তা-ভাবনা মানুষের জীবনকে সর্বোচ্চতা প্রদান করতে পারে।

আপনিও এই দুই পরিস্থিতি থেকে যেকোনো একটি পরিস্থিতির সাথে নিজের জীবন ভোগ করতে পারেন। এই চিন্তাই আমার, আপনাদের মনের গভীরতা থেকে জন্ম নেয়। আমাদের মনই আমাদের জীবনের সবথেকে মহত্বপূর্ণ কেন্দ্রবিন্দু। আর এই মনই আপনার আশা-নিরাশারও সবচেয়ে বড়ো কারণ। এই-ই আমাদের হাসায়,

এই আমাদের কাঁদায়। এটাই খুশির সম্ভার এনে দেয়, আবার এই মনই আমাদের দুঃখের পাহাড় তৈরী করে। আমরা সবাই এদেরই অধীন।

শুধু এগুলি বুঝতে পারাই আপনার এই জীবনের সবচেয়ে গুরুত্বপূর্ণ কার্য। আপনাকে সিদ্ধান্ত নিতে হবে যে, আপনি আপনার মনকে কতোটা বুঝতে পারেন, আর কতোটা তার উপর নিয়ন্ত্রণ রাখতে সক্ষম হতে পারেন। আপনি যদি চান তবে আপনি আপনার মনকে বশে রাখতে পারেন। নিজের মুঠোতে বন্দি করে নিজের অধীনে রাখতে পারেন। মন সর্বদা চলোমান। চঞ্চলতা তার স্বাভাবিক গুণ। যারা তাকে বশ করতে পারে, তাদের কাছেই সেই ইন্দ্রিয়কে সুন্দর প্রতীত হয়, কারণ ইন্দ্রিয় মনের অধীন।

সাধারণত পৃথিবীর সমস্ত মানুষ সফলতা অর্থাৎ সুখের আকাঙ্খিত হয়। কিন্তু কিছু ব্যক্তি এমনই হয় যারা, মনের বিচারকে কোনও অকারণে পোলাও বানাতে থাকে, আর মনে আনন্দ লাভ করতে থাকে। কিন্তু নিজের বিচার-ভাবনাকে সত্যিকারের বাস্তবিক রূপ দিতে পারে না। কিছুলোক নিজের মনোঃশক্তির দ্বারা নিজের ব্যক্তিত্বকে এতটা বিকশিত করে নেন, যে তিনি শুধু নিজেরই মন ও শরীর নয়, অপরের শরীর আর মনকেও নিজের কার্যের জন্য উপযোগী করতে পারেন। তিনি যেরকম চান, অন্যেরাও সেইরকম করতে থাকেন।

একজন মূর্তি-প্রস্তুতকারকের ছেলেকে দেখতে খুব বিশ্রী ছিল। লোকেরাও তার কুরূপতার কথা আলোচনা করত। ছেলেটির মা একজন দাই-এর কাজ করতেন। লোকেদের উপেক্ষাপূর্ণ দৃষ্টির কারণে ছেলেটি একজন সৈনিক হিসাবে নিজের জীবন শুরু করে। কিছুদিনের মধ্যে সে পিতৃস্নেহ থেকেও বঞ্চিত হয়। তাতেও তিনি মনোবল হারাননি। দৃঢ় মনোবল আর অধ্যাবসায়ের ফলে সেই কুরূপী বালকটি একদিন দর্শনশাস্ত্রের জন্মদাতা সুকরাতরূপে বিশ্ববিখ্যাত হ'ন।

সম্পূর্ণ ভারতকে একত্রিতরূপে সংগঠিত যিনি করেন সেই **চন্দ্রগুপ্ত মৌর্যকে** *কে না জানেন। মুরা নামে এক দাসীর গর্ভে তিনি জন্ম গ্রহণ করে দারিদ্রতা আর অভাবের মধ্যে জীবন যাপন করে বড়ো হওয়া চন্দ্রগুপ্ত চাণক্যের মতো গুরুর সান্নিধ্য*

আর মার্গদর্শন লাভ করে নিজের দৃঢ় মনোশক্তি দ্বারা ভারতের সম্রাটপদ প্রাপ্ত করেন আর ভারতকে এক অখণ্ড রাষ্ট্ররূপে সুদৃঢ়ভাবে গড়ে তুলতে সফল হ'ন।

সেইভাবে আমাদেরও মনের শক্তিকে সংগঠিত করে সুদৃঢ় করে তুলতে হবে। কারণ এই প্রকৃতি-প্রদত্ত ক্ষমতা সমস্ত মানুষের মধ্যেই লুকিয়ে থাকে। আমাদের ভিতরেও সঞ্চিত আছে। প্রয়োজন শুধু একটি লক্ষ্যের প্রতি কেন্দ্রীভূত করে তাকে বিকশিত করা। যা আপনার মনোঃশক্তিকে বিকশিত করে, মনোবলকে দৃঢ় করে আর মনোশক্তিকে কোন এক নিশ্চিত দিকের প্রতি কেন্দ্রিভূত করে দেয়, যা সফল হয়ে অন্যের জন্য কঠিন হয়ে পড়ে। তার এই সফলতার কারণ তার জাগ্রত মনোঃশক্তি আর পরিপুষ্ট মনোবল। এদের সহায়তায় তার মধ্যে এইরকম অদম্য আত্মবিশ্বাস জেগে ওঠে, যার ফলে সে অন্যদেরও নিজের অনুকূল লক্ষ্যের প্রতি আকর্ষিত করে। অন্যদিকে তার প্রভাবে এসে লোকেরা তার হাতের পুতুলের মতো তার ইশারায় নাচতে থাকে। তাদের মধ্যে মনোঃশক্তি নিরন্তর কমতে থাকে। আর তার মনোবল শেষ হয়ে যায়। এই কারণে দিশাহীন হয়ে এদিক ওদিক ঘুরে বেড়াতে থাকে মনোঃশক্তির এই প্রভাব আমাদের কাছে আর একরূপেও ধরা পড়ে।

শারীরিক দিক থেকে লম্বা, জোয়ান, হৃষ্টপুষ্ট, সুস্থ্য আর বলবান মানুষও কোনো কার্য এত সুগম-সুন্দর আর সহজভাবে করতে পারে না, যতটা সহজ, সরল ও সুন্দরভাবে একজন নির্বল কিন্তু উচ্চ মনোবলসম্পন্ন ব্যক্তি সফলতার সঙ্গো সম্পন্ন করতে পারে। অতএব এখানে এই কথাটা সম্পূর্ণভাবে স্পষ্ট যে, দুর্বল বা নির্বল ব্যক্তির মন সেই কার্যের জন্য পুরোপুরি সমর্পিত। তবেই তারা নিজেদের মন দিয়ে সেই কার্যে সফলতা প্রদান করতে পারে। যখন হৃষ্টপুষ্ট এবং বলবান লোকেরা পুরো মন দিয়ে সেই কার্য সম্পন্ন করে না। তারা অমনোযোগীভাবে কাজটিকে উল্টোপাল্টা করে দেয়।

বিচার করার ব্যাপার এটাই যে, মনের কেন্দ্রীয় কার্যালয় মস্তিষ্ক। চিন্তা আর কার্য দ্বারা আমাদের এই সুক্ষ্ম মন আর শরীর দু'টোই প্রভাবিত হয়। একথা শরীর-বিদ্যাও মেনে নেয়, যে বিচার-তন্ত্র যদি ঠিক থাকে তাহলে, রোগ খুব শীঘ্র শরীরকে প্রভাবিত করতে পারে না। জীবনীশক্তি তাকে খাদ থেকে বাইরে টেনে আনতে সক্ষম হয়।

আমাদের মন, মস্তিষ্ক আর শরীরের সঙ্গে সম্পূর্ণভাবে ব্যক্তিত্বকে সম্পূর্ণভাবে প্রভাবিত করে। চিন্তা-ভাবনার ঝঞ্ঝাট আর বিকৃতিতে পড়ে থাকলে তার প্রতিক্রিয়া মানসিক স্বাস্থ্যের ওপর বিনষ্টকারী প্রভাব ফেলে। ব্যক্তিত্বের গণ্ডগোলের জন্য দৃষ্টিকোণ আর ব্যবহার, দু'টোই টলমলে হতে থাকে। ফলতঃ জীবনের গতিবিধিতে অবাঞ্ছনীয়তার সমাবেশ ঘটতে থাকে। এই সময়ই সংকটময় অবস্থার সৃষ্টি হয় আর সমস্ত জীবন নরক হয়ে যায়। এই ধরনের সংকটের মোকাবিলা করার জন্য আমাদের মনোস্থিতিতে পরিবর্তন এনে মনোঃশক্তিকে জাগ্রত করে তাকে দৃঢ়তা প্রদান করতে হবে। জাগ্রত মনোঃশক্তিই পুরুষার্থের আধার। তার দ্বারাই গুরুত্বপূর্ণ কার্য সম্ভব হয়। যারা এই মনোঃশক্তিকে সদোপযুক্ত করতে পারে, তারাই নিজেরা প্রসন্নতা, শান্তি আর আনন্দ লাভ করতে পারে। আর অন্যদেরও লাভবান করতে পারে, কিন্তু কিছু লোক এই দৃঢ় মানসিক শক্তিকে অন্যের প্রতি প্রয়োগ করে শুধুমাত্র একান্ত নিজের ব্যক্তিগত লাভের জন্য।

> ***বুদ্ধদেব ও গান্ধীজির*** *মতো মহাপুরুষরা অন্যের উপর তাঁদের মনোবল অর্থাৎ প্রচণ্ড মনোশক্তি দ্বারা প্রভাবিত করে তাদের উচ্চ-দিশাতে এগিয়ে যেতে উৎসাহিত করেন। শ্রেষ্ঠতর আচরণ ও উদাত্ত চিন্তা-ভাবনা গ্রহণ করতে প্রেরণা দান করেন। হিটলার, মুসোলিনী, কংস এবং রাবণদের মতো লোকেরা তাদের প্রবল মনোবলের দ্বারা অন্যদের দুর্বল মনোভাবের সুযোগ নিয়ে অনুচিত, অন্যায়কে মানতে, সহ্য করতে বাধ্য করেন। দুর্বল-মনসম্পন্ন লোকেরা দু'ই ধরনের মানসিক অবস্থায় অবশ হয়ে চলতে থাকে।*

আপনিও আপনার এই দুর্বল মনোঃশক্তিকে নিজের মনোঃস্থিতিতে পরিবর্তন এনে সুদৃঢ় করতে পারেন। নিজের মনোবলের দ্বারা অন্যের জীবনকে সঠিক লক্ষ্যের দিকে এগিয়ে দিতে পারেন। এটা এমন কোনো কঠিন কার্য নয়। শুধু আবশ্যকতা আপনার নিষ্ঠা আর ধৈর্য্যের।

মনোবিজ্ঞানীদের মতে আমাদের চেতন মন অপেক্ষা অবচেতন মনই বেশী বলবান আর সমর্থ। অনুসন্ধানের ফলে জানা গেছে যে চেতন মস্তিষ্ককে শিথিল করে মনকে

দৃঢ় ইচ্ছা-শক্তিকে যদি অচেতন মনের বিকাশে লাগান যায়, তো ব্যক্তি তার নিজের শরীর আর ব্যক্তিত্বের স্থায়িত্ব লাভ করতে পারে। আজও আমাদের আশ-পাশে সমাজে এমন ব্যক্তি না খুঁজতেই পাওয়া যায়, যারা জোয়ান হওয়া সত্ত্বেও বৃদ্ধদের মতো ক্লান্ত-পরিশ্রান্ত ব্যবহার করে। কিন্তু অন্যদিকে এমনও দেখা যায়, যেমন আমাদের একজন প্রতিবেশীর বয়স পঁচাত্তর বছর হওয়া সত্ত্বেও তার কাজকর্মে বুঝতেই পারা যায় না, যে তার বাস্তবিক বয়স কত। যারাই তাকে দেখেন তারা পঞ্চাশ-পঞ্চান্ন বছর বলেই মনে করেন। তিনি তার প্রতিদিনের কার্য-কলাপও যুবকদের থেকে বেশী ক্ষিপ্রতার সঙ্গে সম্পন্ন করেন। আর যখন যুবকদের সাথে পায়ে হেঁটে চলেন তো গতিতে সকলকে পিছনে ফেলে যায়। যে কাজ তার যুবক পুত্র এক ঘণ্টাতে সম্পন্ন করে, সেই কাজকে শর্মাজী আধঘণ্টাতে সম্পন্ন করে ফেলেন। একদিন জিজ্ঞাসা করলাম—"কাকা, আপনার এত বয়স হওয়া সত্ত্বেও এত তাড়াতাড়ী কাজগুলি কীভাবে করেন?" প্রথমে তিনি অল্প হাসলেন, তারপর বললেন, "দেখ বাবা, দেখতে আমার শরীর অবশ্যই বুড়ো লাগছে, কিন্তু একটা কথা জেনে নাও, এই বুড়ো শরীরে আমার মনও বাস করে, আর সেই মন এখনও জোয়ান আছে। সেটা বুড়ো হয়নি। সেইজন্যইতো আজও আমার শরীর দুর্বল হওয়া সত্ত্বেও আমি সেইসব কাজ করে ফেলি যা কখনও কখনও তোমরাও করতে পারবে না। আমার এটা দৃঢ় বিশ্বাস যে, আমার এই শরীর যতই দুর্বল হোকনা কেন, আমার মন সর্বদা জোয়ান থাকবে।"

শর্মাজির এই মানসিক গঠন আমাদের বুঝিয়ে দেয় যে, তার অবচেতন মনে বসে থাকা যৌবনকে ধরে রাখাই তার পরম শক্তি, যা তাকে সামর্থ্যবান তৈরী করেছে। এই মনের দ্বারাই মানুষ দীর্ঘজীবী হতে পারে। এইসমস্ত ক্রিয়া-কলাপই আমাদের দেশে প্রাচীনকাল থেকে ঋষি-মুনি, তপস্বীরা প্রত্যক্ষ করে আসছেন। আমাদের যোগ-সাধনাও আমাদের কাছে এক বিজ্ঞান, যা প্রকৃতির রহস্যকে তার নিজের ঢঙে চলতে আর জটিলতা দূর করতে পেরেছে। আর অনেক দিন পূর্বেই এর প্রয়োজন কাজে লাগাতে পেরেছে। আজও এই নিয়ম অনুসারে কোন ব্যক্তি যদি প্রচেস্টা করে তো তার মনের প্রয়োজন অনুসারে সম্ভাবনাগুলোকে সাকার করতে পারে। এই উদাহরণ তার প্রত্যক্ষ প্রমাণ—

এটা তখনকার কথা, যখন বিশ্বযুদ্ধ চলছে। **নেপোলিয়ানের** সেনারা রাশিয়ার ওপর আক্রমণ করে, সেখানে চারদিকে প্রচণ্ড ধ্বংস শুরু হয়ে গিয়েছে। সেই সময় রুশীসেনাদের কমাণ্ডার ছিলেন কান্ট টোরস্কাফ। এরকম সময় টোরস্কাফের পত্নীর পূর্বাভাষ হলো যে, সে অজানা সরাইখানার ঘরে একলা বসে আছে। তখন হঠাৎ একজন বৃদ্ধ ব্যক্তি একটি শিশুর হাত ধরে তার ঘরে প্রবেশ করে। সে সেই বৃদ্ধকে ভালো করে দেখার চেষ্টা করতে, দেখতে পেলো, যে তিনি তার বাবা। কিছুক্ষণ পরে তার বাবার বলা কথাগুলি শুনতে পেল—"নাও নিজের ছেলেকে সামলাও, এখন থেকে তোমাকেই পালন করতে হবে। জেনারেল টোরস্কাফ স্বর্গে গেছেন। ফ্রান্সের সেনারা বোরোদিনোতে তাকে মেরে ফেলেছে।"

এই পূর্বাভাষ কান্ট টোরস্কাফের স্ত্রী যখন কয়েকবার পান, তখন তার চেতন মনে উদ্বিগ্নতা বাড়ে। তিনি থাকতে পারলেন না। তিনি তাঁর এই চিন্তা তাঁর জেনারেল স্বামী টোরস্কাফকে জানালেন। তিনিও একজন সৈনিক হওয়ার ফলে এ ব্যাপারে বেশী গুরুত্ব দিলেন না। কিন্তু পরে তার হঠাৎ একদিন মাথায় এলো যে এই স্থানকে নক্‌শাতে খুঁজে দেখা যাক, সেটা কোথায় আছে। এই কথা মনে আসার সাথে স্বামী-স্ত্রী দুজনে মিলেই মানচিত্রে সেই স্থানকে অনেক খোঁজ করেন, কিন্তু শেষ পর্যন্ত তাতে সফলতা পাননি।

সময় ধীর গতিতে চলতে থাকে, স্বামী-স্ত্রী দুজনেই মন-মস্তিষ্ক থেকে ঐ পূর্বাভাষকে ভুলে যায়। দুজনেই আনন্দের সঙ্গো নিয়মিতভাবে দিনপাত করতে থাকে। এদিকে যুদ্ধ ভীষণাকার ধারণ করে। এর মাঝেই 1892 সালের সেপ্টেম্বর মাসের রুশ এবং ফ্রান্সের সেনাদের মধ্যে ভয়ংকর যুদ্ধ হয়। এই যুদ্ধে ফ্রান্সকে সাংঘাতিকভাবে হেরে যেতে হয়। যুদ্ধে

দুই দেশেরই অনেক লোক মারা যায়। সেই সময়ও রুশীসেনাদের কমান্ড জেনারেল টোরস্কাফই প্রতিনিধিত্ব করেছিলেন। তার স্ত্রী পাশেই একটা সরাইখানাতে থাকতেন। সেই সময় তিনি তার ঘরে একবারে একলা ছিলেন। তখনই তাঁর পিতা টোরস্কাফের পুত্রের হাত ধরে তার কাছে এসে পুত্রকে তার হাতে সঁপে দিয়ে নিজের কন্যাকে বলেন—"জেনারেল আর এই পৃথিবীতে নেই। সে বোরোদিনের যুদ্ধে মারা গেছে। এখন এই সন্তানকে দেখাশোনার দায়িত্ব তোমাকেই নিতে হবে। নাও, একে সামলাও।"

কল্পনাকে সত্যে পরিণত হতে দেখে টোরস্কাফের স্ত্রী স্তম্ভিত হয়ে যান, কারণ মৃত্যুর জায়গাও সেই স্থানই ছিল, যা মানচিত্রতে খুঁজেও পাওয়া যায়নি।

এই উদাহরণ থেকে একথা স্পষ্ট হয় যে, কোন ঘটনা তরঙ্গ-রূপে ঘটিত হয়। তাকে চেষ্টা করলে মানসিক স্তরেও গ্রহণ করা যায়। অথবা মানসিক বিম্বের রূপে সেই ঘটনাক্রম এক মস্তিষ্ক থেকে অন্যের মস্তিষ্ক পর্যন্ত সঞ্চারিত ও সংপ্রেরিত করা যায়। বৈজ্ঞানিকরা জানতে পেরেছেন যে মানুষের মন যখন বেশি শান্ত আর অনাবশ্যক কল্পনা থেকে মুক্ত থাকে, তখন এই সংপেষণ ক্রিয়া বেশী সফল আর সহজ হয়। কিন্তু এই অবস্থা তখনই উৎপন্ন হতে পারে যখন আপনার মধ্যে ধৈর্য্য আর নিষ্ঠা থাকবে। কার্যের প্রতি সমর্পণ থাকবে। মন শান্ত আর একাগ্র থাকবে।

"আমি করতে পারি না? এই কাজ আমার উপযুক্ত নয়? বা এটা আমি করতে পারব না? আরে তুমি করলে সেটা এমন-তেমন হতে পারে।" অথবা "যদি আমি করি আর কিছু গণ্ডগোল হয়? যদি এই কাজে অসফল হয়ে যায়?"

—এই ধরনের ভাবনা ভাবার মতো মন নিজের দুর্বলতাকে প্রদর্শিত করে। নিজেকে সেই কার্য করতে অক্ষম মনে করেই এই অসফলতার কান্না কাঁদতে বসে। নিজের ভিতরেও একটা শঙ্কার জন্ম দেয়। কাজ শুরু করার আগেই তার উপর এক প্রশ্ন-চিহ্ন লাগিয়ে দেয়। আরম্ভর আগেই প্রশ্নচিহ্ন লেগে যাওয়া কাজ কখনো নির্বিঘ্নে সম্পন্ন হতে পারে না। আসলে এটা কেন হয়?

—যখন সকল মানুষের মধ্যেই এই ক্ষমতা আছে যে, সে নিজের মনোঃশক্তির দ্বারা যেকোনো কাজকেই সম্পন্ন করতে পারে।

—যখন সব মানুষের মধ্যেই এই শক্তি সঞ্চিত আছে, তাহলে আপনি নিজেকে অসমর্থ মনে করছেন কেন?

—এটাই তো আপনার মনের ভুল ধারনা। যদি আপনি আপনার মনের এই ভ্রমকে নষ্ট করে দেন? তাহলে জীবনে কোনো সমস্যাই থাকবে না। কারণ আপনার মনের ভিতরে অবস্থিত এই ভ্রান্ত ধারণা আপনাকে আপনার সম্বন্ধে অনভিজ্ঞই রাখে। আপনি আপনার ক্ষমতার পূর্ণ অনুমানই করতে পারেন না। আপনি জানতেই পারেন না, আপনি কি করতে পারেন।

—কেন ভেঙ্গে ফেলছেন না এই মিথ্যাকে? হ্যাঁ, আপনাকে এই কার্য এখন থেকেই করতে হবে। এটাই আপনার নিরাশার মূল কারণ, আর আপনার শত্রুও।

—শত্রুকে শেষ করার জন্য, আপনাকে আপনার মনকে সংকল্পের সূত্রে গাঁথতে হবে। সংকল্প অর্থাৎ প্রত্যেক মানুষ জ্ঞান হওয়ার পরই কিছু সংকল্প নির্ধারণ করে নেয়। আর তারপর সারাজীবন সেই সংকল্প পূর্ণ করতে অতিবাহিত করে।

—অর্থাৎ আপনাকে কিছু সংকল্প ধারণ করতেই হবে আর দৃঢ়তার সঙ্গে তার শক্ত হাতে ধরে থাকতে হবে, তার পালন করতে হবে।

—তার সাথে সাথে আপনাকে আপনার অন্তঃকরণের ভিতরে এই ধারণা দৃঢ়ভাবে স্থির করে নিতে হবে যে, আমি কি না করতে পারি? অর্থাৎ আমি নিশ্চিত করলে সব কিছু করতে পারি। কোনো কাজই আমার ক্ষমতার বাইরে নয়। আমি সবকিছু করতেই সম্পূর্ণভাবে সক্ষম। এই ধারণা মৃত্যু শয্যায় পড়ে থাকা ব্যক্তির শরীরেও প্রাণ সঞ্চার করতে পারে।

—অতএব মনে লুকানো সমস্ত বিকারকে নষ্ট করে এই ধারণাকে মনের ভিতর পরিপুস্ট করতে হবে। এটাই আপনার সফলতার মূল মন্ত্রও। মন হেরে গেলে হার নিশ্চিত হয়ে যায়। আর মনকে জিতলে জিত হওয়া একান্তই স্বাভাবিক। আপনি নিজে অসফলতা লাভ করলে অথবা হেরে গেলে মনকে হারতে দেওয়া উচিত নয়। আর মনকে ছোটও করতে নেই। একটা কার্য আশার বিপরীত হয়ে যাওয়াতে এমন কি যায় আসে, জীবনে আরও অনেক ভালো অবসর পড়ে আছে, তাহলে ভাবনা কীসের? এই নিরাশা কেন?

—না, আমার নিরাশ হওয়ার কোনো প্রয়োজন নেই। জীবনে এইসব ঘটনা ঘটতেই থাকে। এই সমস্যা প্রত্যেক ব্যক্তিকে পার করতে হয়। আমিওতো একজন মানুষ।

—এই চিন্তাই আপনার মনকে আলোর জ্যোতিতে উজ্জ্বল করে দেবে। নিরাশা আর হার অনেক দূর পর্যন্ত চোখে পড়বে না। এখান থেকে মনের অবস্থানের পরিবর্তন হয়ে যাবে। মনোঃস্থিতির এই পরিবর্তনকে গতিময় রাখার জন্য আপনাকে যেকোনো পরিস্থিতিতে প্রসন্ন থাকতে হবে।

সক্রিয়তা, স্ফূর্তি, প্রফুল্লতা, উৎসাহ, আনন্দ উৎপন্ন করে দেবে আপনার মনে। কখনও কখনও যদি কোন টাল-মাটাল পরিস্থিতির সৃষ্টি হয়, তক্ষুনি তা পূর্বের অবস্থায় ফিরিয়ে আনতে হবে। যার মানসিক অবস্থা যত স্থিতিপূর্ণ, সে তত তাড়াতাড়ি নিজের প্রচেষ্টাতে সফল হতে পারে। যে যত তাড়াতাড়ি সামান্য মানসিক অবস্থাতে ফিরে আসতে পারে, মনোবিজ্ঞানীর দৃষ্টিতে তাকে তত সুস্থ্য-মন-সম্পন্ন ব্যক্তি বলা হয়। মহামানব ও মহাপুরুষদের মানসিক স্থিতি সাধারণত এই ধরনেরই হয়ে থাকে। তারা ক্রোধীও হন, কিন্তু যত তাড়াতাড়ি তারা ক্রুদ্ধ হয়ে ওঠেন, তত তাড়াতাড়ি তা বিলুপ্তও হয়ে যায়। মনের নিয়ন্ত্রণ ক্রোধকে শান্ত করে দেয়। শক্তি খরচ হওয়া থেকে বেঁচে যায়। অযথা উত্তেজনা মনকে অশান্ত করে তোলে। ক্রোধের কারণ হয়। এই উত্তেজনাকেই আপনাকে শান্ত করতে হবে। তবেই মনও সুস্থ্য থাকবে।

জীবনে উচ্চাকাঙ্খী হওয়া খুব ভালো কথা। কিন্তু অতি-উচ্চাখাঙ্খী হওয়া তার থেকে খুব খারাপ কথা। অতএব আপনি এবার সাবধান হয়ে যাবেন। আপনিও অতি-উচ্চাকাঙ্খী নয়ত? আপনার এই অতি-উচ্চাকাঙ্খাই নিরাশার কারণ নয়ত? যদি তাই হয়, তবে আপনার এই নিষ্ক্রিয়তা, নিস্তেজতা, উদাসীনতা, নিরাশা ইত্যাদির মূল এই অতি-উচ্চাকাঙ্খা। একে সমাপ্ত করে দিন। জীবনের বাস্তবিক লক্ষ্যের দিকে সর্বদা ধ্যান রাখুন। এর মাঝে যদি কিছু অবাঞ্ছনীয় আকাঙ্খা জন্ম নেয়, তাহলে মন দ্বারা তাকে সরিয়ে দিন। প্রচেস্টা করুন, সফলতা অবশ্যই পাবেন। নজর রাখুন, একটা বড়ো আকাঙ্খাকে পূরণ করার জন্য শক্তি নস্ট করলে বড়ো আকাঙ্খা অসম্পূর্ণই থেকে যায়। আর এই অসফলতা নিরাশার সমস্ত কারণ হয়ে দাঁড়ায়। অতএব আপনার অযথা আকাঙ্খাকে মন থেকে মুছে ফেলাই শ্রেয় মনে হয়।

আপনার মনের অবস্থানই আপনার সফলতা ও অসফলতাকে নির্ধারিত করে। অতএব জীবনকে সুখময় করে গড়ে তোলার জন্য আজই, এখন থেকেই রুচি আর প্রসন্নতাকে নিজের জীবনে ধারণ করে নিন। কারোর প্রতি অরুচিপূর্ণ কোনো ব্যবহার প্রদর্শিত করবেন না। সবাইকে প্রকৃতি-প্রদত্ত উপহার মনে করে হেসে তার স্বাগত জানান। তারপর দেখুন, জীবন নিজেই আনন্দে ভরে উঠবে। মন আনন্দে ভরে উঠবে। সমস্ত কষ্ট, সমস্ত উদ্বিগ্নতা, মুহূর্তেই মন্ত্রের মতো উধাও হয়ে যাবে, মনে হবে জীবনে কোনো দুঃখই ছিল না। মনের আলো প্রজ্জ্বলিত হয়ে উঠবে। চতুর্দিকে আলোয় আলোকিত হয়ে উঠবে। সমস্ত মনোবাসনা পূর্ণ হতে থাকবে। চারিদিকে শুধু আনন্দ আর আনন্দ। এই উপলব্ধির জন্য নিম্নলিখিত উপায়গুলির উপর নজর দিন।—

1. প্রার্থনা, ভজন ইত্যাদিকে স্বরের দ্বারা কর্ণে প্রবেশ করানোর ফলে মনে শান্তি এবং স্থিরতা প্রাপ্ত হয়। অতএব দিনের কার্যাবলী ধার্মিক কাজের দ্বারা আরম্ভ করুন।
2. ভোরবেলা শরীরকে স্বচ্ছতা দেবার জন্য, অর্থাৎ ধ্যান করার জন্য একটু নির্জন স্থানে বসে মনকে স্থির করে, প্রার্থনাতে একাগ্রচিত্ত হওয়ার ফলে মনে শান্তি অর্থাৎ আনন্দ পাওয়া যায়। অতএব ধ্যানের দ্বারা মনকে শান্ত আর একাগ্র করুন।
3. সর্বদা এটা চেষ্টা করুন, যে ঘটনা বা কথার আপনি সম্মুখিন হ'ন, তাকে সহজ ও সরলভাবে গ্রহণ করুন।
4. কোনো কথাতেই সহজে ক্ষিপ্ত এবং উত্তেজিত হবেন না, সম্ভব হলে শান্ত থাকার চেষ্টা করুন।
5. মনকে যতদূর সম্ভব প্রসন্ন রাখার জন্য, হাসি-তামাশা আর হাস্য-যোগ্যকে দিনের তালিকায় রাখুন। হাল্কা ও প্রসন্নচিত্ততা সারা দিনের জন্য শুভ হয়ে থাকে।
6. আপনার দিন-তালিকা পূর্ণ করার সময় যদি আপনি কোনো আনন্দদায়ক গান ইত্যাদি গুণগুণ করতে থাকেন, তাহলে মনকে প্রসন্ন করতে শীঘ্রই সফলতা পাবেন।

7. প্রাতঃকালে ভ্রমণ করলে স্বচ্ছ বায়ু প্রাপ্ত হয় আর আলস্যতা দুর হয়। এতে মন ও শরীর দুই-ই সুস্থ্য থাকে।
8. ভালো না লাগা কথাকে মনে ঠাঁই দেবেন না।
9. সাকারাত্মক চিন্তা-ভাবনার উপর ধ্যান কেন্দ্রিত করুন।
10. যে-কোনো কাজকে সম্পূর্ণ মনোযোগের সাথে করুন।

অধ্যায়—6

কঠিনতাকে ভয় পাবেন না, যুদ্ধ করুন

কঠিনতা থেকে ঘাবড়িয়ে বা ভয় পেয়ে তার থেকে পালাবেন না, নাহলে সেটা আপনার উপর কায়েম হতে থাকবে। তার সাথে মোকালিবা করার জন্য তৈরী হ'ন, তারপর দেখুন আপনার মনে হবে কি কঠিনতা বলে কোনো জিনিসই ছিল না।

সফলতার পথ সুগম নয়। তাতে পদে পদে কাঁটা বিছিয়ে আছে। মৌমাছিদের বিষাক্ত হুলের মধ্যেই মধু লুকিয়ে থাকে। যারা সেই বিষাক্ত হুলের কামড় সহ্য করতে পারে তারাই মধু আহরণ করতে পারে। মুক্তা পাওয়ার ইচ্ছা পোষণকারীদের কুমিরে ভর্তি সাগরের জলের গভীর পর্যন্ত যেতে হতে পারে। সন্তান-সুখ পাওয়ার জন্য মাতা-পিতাদের অনেক কষ্ট ভোগ করতে হয়। কষ্ট আর কঠিনতা উন্নতির সমস্ত দিশাতেই উপস্থিত থাকে। এমন একটাও সফলতা নেই,—যা কঠিনতা থেকে সংঘর্ষ না করে পাওয়া যায়।

জীবনের গুরুত্বপূর্ণ লক্ষ্যে, বিঘ্ন, বাধা আর কঠিনতাতে সর্বদা ভরে থাকে। যদি ঈশ্বর সফলতাকে কঠিনতার সাথে গাঁটছড়া বেঁধে না দিত, তাকে সহজলভ্য তৈরি করে দিত, তাহলে মানুষ জাতির এটা সবথেকে দুর্ভাগ্য হতো, কারণ সেই সহজে প্রাপ্ত সফলতা সম্পূর্ণ নীরস হয়ে যেত। যে বস্তু যত কঠিনতা থেকে প্রাপ্ত হয়, সেটা ততই আনন্দদায়ক হয়ে ওঠে। দুর্লভ আর দুষ্প্রাপ্যতার সঙ্গে আনন্দের ঘনিষ্ঠ সম্পর্ক আছে। যে বস্তু দুর্লভ, সর্বসাধারণরা যা সহজে লাভ করতে পারেনা, তাকে পাওয়াকেই সফলতা বলে। যে কাজের সফলতা সকলের জন্য সহজ, সেরকম কাজতো সবাই সর্বদা করতে থাকে তারজন্য কোনো বই পড়ার আবশ্যকতা বা কঠিন পরিশ্রমেরও প্রয়োজন আছে।

যদি মহত্বপূর্ণতাকে পাওয়ার জন্য কোনো বাধা বা কঠিনতার সম্মুখিন হতে না হতো, তবে তা মহত্বপূর্ণ থাকত না, বা তাতে কোনো রস থাকত না। কোনো রস আর বিশেষতা না থাকার জন্য এই পৃথিবী সাংঘাতিক নীরস আর কুরূপ হয়ে যেত, লোকেদের জীবন এক ভারের মতো অপ্রিয় বলে পরিচিত হতো।

বৃদ্ধাবস্থা পর্যন্ত বাতগ্রস্ততার কারণে রাজনারায়ণ বসু রাজগৃহতেই বসবাস করতে লাগলেন। এখন তার বাইরে আসা সম্পূর্ণই বন্ধ হয়ে গেছে। তার পরমপ্রিয় শিষ্য বাবু অশ্বিনীকুমার জানতে পারেন তার গুরুদেব অসুস্থ। সে শীঘ্রই তাঁকে দেখতে যান। অশ্বিনীকুমার গুরুদেবের ঘরে প্রবেশ করে খুব গম্ভীর হয়ে যান। দুঃখের সাথে উনি গুরুদেবকে প্রণাম করেন, আর আশীর্বাদ গ্রহণ করে কাছেই একটা চৌকিতে বসেন। কিছুক্ষণের মধ্যেই কথাবার্তা শুরু হয়। রাজনারায়ণ বসু তার মরমী উপদেশ দেওয়া শুরু করেন। ভগবদ্গীতা তথা উপনিষদের শ্লোক, ওয়ার্ডসওয়ার্থ, শেলী, বায়রণ ও হাফিজ ইত্যাদি সাধু-সন্ত পুরুষদের উদাহরণ তিনি এমনভাবে দিতে থাকেন, মনে হচ্ছিল তিনি সম্পূর্ণ সুস্থ্য। তাঁর কোনো রকমের অসুস্থতা বা কষ্ট নেই। সেটা দেখে অশ্বিনীকুমার জিজ্ঞাসা করলেন—"আপনিতো ঈশ্বরের উপাসনা করেছেন। তা সত্ত্বেও তিনি আপনাকে কষ্ট দিয়ে কঠিনতার মধ্যে

ফেলেছেন, আর আমি দেখছি আপনি এতকিছু হয়ে যাবার পরও পরমাত্মার গুন গাইছেন। রাজনারায়ণ বসু হেসে বললেন, —"অশ্বিনী কুমার, তুমি তাঁকে দোষ দিও না। কিছুদিন এই শারীরিক কষ্ট পেয়েছি, তাতে আমার কী হবে? এখন রোগশয্যাতে শুয়ে আরও নিশ্চিতরূপে ভগবানের নাম জপ করতে পারব। কিন্তু তুমি কি এটা ভুলে যাচ্ছো, আমি তাঁর থেকেই জীবনের কত কিছু সুন্দর দৃশ্য দেখেছি, আর সুখ লাভ করেছি।" কষ্টের সময়ও গুরুদেবের এই অবিচল নিষ্ঠা দেখে অশ্বিনীবাবু আর কিছু বলতে পারলেন না।

এই ধরণের কঠিনতা না থাকার ফলে আরও একটা ক্ষতি হয় যে, মানুষের ক্রিয়াশীলতা, কর্মকুশলতা আর চৈতন্য প্রায়শঃই নষ্ট হয়ে যায়। ঠোক্কর খেয়ে খেয়ে কাঠিণ্যের সাথে লড়াই করে অনুভব একত্রিত করা হয়। কাঠিণ্য আর কষ্টের আঘাত সহ্য করে মানুষ দৃঢ়, বলবান আর সাহসী তৈরী হতে পারে। কঠিণতা ও ঝঞ্ঝাটের অগ্নিতে তপ্ত হয়ে তবেই অনেক দুর্বলতা জ্বলে নষ্ট হয়ে যায়। আর মানুষ খাঁটি সোনাতে পরিণত হয়ে জ্বলজ্বল করতে থাকে। অস্ত্র পাথরে ঘসলে ধারালো হয়ে যায়। হিরেকে খোদা হলে সে চমকাতে থাকে। ঘাত-প্রতিঘাতের ধাক্কা খেয়ে রবারের আঠার মতো চেতনাতে ঢেউ ওঠে আর সেটা একটা স্থানে পৌঁছনোর জন্য গতিবিধি আরম্ভ করে দেয়। চোট ছাড়া আঠা উদ্বেলিত হয় না। বিনা চাপ্পড়ে ঢোল কিংবা মৃদঙ্গ বাজে না। বিনা থাপ্পড়ে ঘোড়ার চলনে তীব্রতা আসেনা। মানুষও সেই সব উপকরণে তৈরী। যদি কঠিণতা না থাকে, তাহলে তার সুপ্ত শক্তি জাগ্রত হতে পারে না আর সে যেখানকার সেখানেই পড়ে দিন কাটাতে থাকে। সফলতার আনন্দ ধরে রাখার জন্য আর শক্তির বিকাশকে চৈতন্যপূর্বক লক্ষ্যের দিকে বাড়তে দেওয়ার জন্য কষ্ট আর কাঠিণ্যতার থাকা খুবই আবশ্যক। ইতিহাসে যেসব মহাপুরুষদের বর্ণনা আছে, তাদের প্রত্যেকের জীবনের পিছনে কষ্ট আর কঠিনতায় ঘিরে যাওয়া এবং তাদের মোকাবিলা করার এক লম্বা ইতিহাস আছে।

যদি ইসা মসীহের জীবনে তাদের তপস্যা আর ক্রুশের উপর চড়া, এই দু'ই ঘটনাকে বাদ দেওয়া যায় তাহলে তারা এক সাধারণ ধর্ম-উপদেশকরূপেই থেকে যেতেন। বীর হকীকৎ রায়, বান্দা বৈরাগী, রানা প্রতাপ, বীর শিবাজী, লেনিন,

গান্ধীজি থেকে শুরু করে দধীচি, রাজা হরিশ্চন্দ্র, ভক্ত প্রহ্লাদ ইত্যাদিদের কঠিনতা ও কষ্ট সাধনাই মহাপুরুষ বলে পরিচিতি দিয়েছে। যদি তারা প্রতিটি পদক্ষেপে কষ্ট স্বীকার না করতেন, তাহলে তারা সাধারণ পুরুষ হয়েই থেকে যেতেন। হয়ত মহাপুরুষের এই আখ্যা তারা প্রাপ্ত হতেন না। সফলতার শীর্ষে ধীরে ধীরেই পৌঁছতে হয়। কাঠিণ্যের সাথে লড়াই-এর চোট আর ঠোক্কর খাওয়া মানুষদের সকল মনোবাসনা পূরণ হয়। যারা সাইকেল চালানো শিখতে যায়, প্রথমে তাদের সাইকেল থেকে বহুবার পড়ে গিয়ে চোট এবং ঠোক্করও খেতে হয়, তবেই সে সাইকেল চালানো শিখতে পারে।

এক উত্তাল সমুদ্রে ঝড়-তুফানকে সহ্য করে, পীড়িত-দুঃখিত আর জীবনের সমস্ত ক্ষেত্রে সংঘর্ষ করা এক নাবিক সমুদ্রের মাঝখানে থাকা অচল, অবিচলিত এক পাহাড়কে দেখে তার কিছুক্ষণের জন্য শান্তি অনুভব হলো। তিনি জাহাজ থেকে বাইরে আসলেন। একটু এগিয়ে গিয়ে একটা উঁচু স্থানে উঠে সমুদ্রের চারিদিকে দৃষ্টি নিক্ষেপ করলেন। তখনই তিনি দেখলেন, সমুদ্রের ভয়াবহ তরঙ্গ তার চারিদিক থেকে সর্বক্ষণ আঘাত করে যাচ্ছে। তখনও সেই পাহাড়ের মনে না রাগ আর না কোন বিদ্বেষের ভাবনা আসছে। কাঠিণ্যে ভরা, সংঘর্ষপূর্ণ জীবন পেয়েও তার কোনো ক্লান্তি, উত্তেজনা বা ক্রোধ নেই।

এই দৃশ্য দেখে নাবিকের হৃদয় শ্রদ্ধাতে ভরে যায়। সে কোনোরকম দ্বিধা না করে পাহাড়কে জিজ্ঞাসা করলেন, "তোমার ওপর এই সমুদ্র আছড়ে পড়ে, চারিদিক থেকে প্রতিক্ষণ প্রহার আর আঘাত করতে থাকছে, তবুও তুমি নিরাশ কেন নয়?" নাবিকের কথা শুনে পাহাড়ের আত্মা ধীরস্বরে বলল—"বন্ধু, নিরাশ হয়ে গেলে তো কিছুক্ষণের জন্য হলেও আপনাদের মতো অতিথিদের বিশ্রাম দিতে আর স্বাগত জানানো থেকে বঞ্চিত হয়ে যেতাম।" সেই কথা শুনে নাবিকের মন এক উজ্জ্বল আশাতে ভরে যায়। মনে এক

ভাব উৎপন্ন হয় যে, যত বড়ো বিপদই আসুক না কেন তার সঙ্গো যুদ্ধ করবো, এই পাহাড়ের মতোই বাঁচব, যাতে আমাদের না হোক, ভবিষ্যৎ উত্তরাধিকারীদের সামনে এই মানবতার আদর্শ রাখতে পারি।

কঠিনতা দেখতে বিশাল পর্বতের শৃঙ্খলের মতো বিস্তৃত অর্থাৎ দুর্ভেদ্য মনে হয়, কিন্তু যদি বাস্তবিকতার সঙ্গো দেখা যায়, তো এটা আপনার ভুল মাত্র। কঠিনতা আসার সাথে সাথেই আপনি তার কঠোরতার পূর্ব কল্পনা করেই নিজের শক্তির ক্ষয় করে তাকে নষ্ট করে দেন আর অসফলতার ভয়ে সামনে পা বাড়াতেও ভয় পান। আপনার এই ভয়ই আপনাকে কঠিনতার থেকে ভয় পাওয়ায়, যখন অভাব আর কষ্ট থেকেই উপলব্ধির মূল্যাঙ্কন করার সুযোগ পাওয়া যায়। এতেই সন্তুষ্টি আর সুখের অনুভূতি হয়। কঠিনতা থেকেই সাহসের উৎপত্তি হয়।

প্রাণীবিশেষজ্ঞরা বলেন, জীবধারীদের শরীরের যে পরিবর্তন হয় তার কারণ, কাঠিণ্যের সাথে সংঘর্ষ করা। যদি সবকিছু সহজভাবে পূর্ণতা পেয়ে যায়, তাহলে মনোবাসনা হয়ত পুরো হবে, কিন্তু প্রতিভা অর্থাৎ সংঘর্ষশীলতার পথ অবরুদ্ধ হয়ে যাবে। বড়লোক বা পয়সাওয়ালা লোকেদের সন্তানরা সাধারণত কুবুদ্ধি, অলস আর প্রচণ্ড বিলাসী হয়। যেখানে কষ্টের সাথে লড়াই করা পরিবারের বালকেরা আশ্চর্যজনকভাবে প্রগতি করতে থাকে। এইভাবে ঘটনাতে প্রতিকূলতা দ্বারা ধাক্কা খাওয়ার ফলে উৎপাদিত শক্তিকে নিজের ভূমিকা পালন করতে দেখা যায়। চাপ সৃষ্টি, ক্রমাগত প্রয়োগের পরিণাম সর্বদা এই রকম হতে দেখা যায়। কুয়োতে দড়ির বার বার ঘর্ষণের ফলে এত উষ্ণতা সৃষ্টি হয়, ফলে সেখানে গভীর গর্ত সৃষ্টি হয়। ধাক্কা খাওয়ার ফলে সব জায়গায় এই ধরণের শক্তি উৎপন্ন হয়।

প্রায়শঃ সব রকমের তপঃশ্চর্যা দ্বারা শরীরকে কষ্ট দেওয়ালে মনকে শক্তিশালী করে তোলে। কিন্তু এর উদ্দেশ্য প্রতিকূল পরিস্থিতির সাথে যুদ্ধ করে উৎপাদিত শক্তি থেকে লাভ গ্রহণ করা।

জলপ্রপাতের ঘূর্ণনের ফলে যে শক্তি উৎপন্ন হয়, তার দ্বারা বিদ্যুৎ, টারবাইনের মতো অনেক ক্রিয়াকলাপ সংঘটিত হয়।

এটাও সত্যি যে যত শীঘ্রতার সঙ্গো সংঘর্ষ করা হয়, ততই শক্তি উৎপাদিত হয়।

যদি কাঠিণ্য ও দুঃখকে মাথা পেতে স্বীকার করে নেওয়া যায়, তা এক ধরনের আত্মহত্যারই শামিল।

মহাপুরুষদের দ্বারা স্বীকার করা কঠিনতা মহান উদ্দেশ্য পূরণের জন্য করা হয়ে থাকে।। আখড়াতে বেশী ওজন তোলা, বা মুগুর ঘোরানোর ফলে পালোয়ানদের বাহু ও শরীর মজবুত হয়। এতে প্রত্যক্ষভাবে অসুবিধা আর কাঠিণ্যতা অবশ্যই আছে, কিন্তু পরোক্ষ লাভও আছে। মানুষ কঠিন পরিস্থিতিতে পড়ে নিজের ওপর প্রায়শঃ কান্নাকাটি আর মনখারাপ করতে থাকে। চিন্তা ক'রে হয়ত অমুক শক্তি আমাকে সাহায্য করবে, কিন্তু বাস্তবিকতা তো এই যে পৃথিবীতে এমন কোনো শক্তি বিরল যা অন্যের দুঃখ-কষ্টকে নিজের দুঃখ-কস্ট মনে করে সেবা ও সাহায্য করার জন্য তৎপর হয়।

অধিকাংশ ক্ষেত্রে তো লোকেরা দুঃখের মধ্যে থাকা লোকেদের দিকে চোখ তুলে দেখাও পছন্দ করেনা, সহানুভূতি আর সহমর্মিতা তো দূরের কথা। নিজের এই পরিস্থিতির জন্য আপনার অন্য কোনো লোকেদের প্রতি দোষারোপ করা উচিত নয়। কারণ এই অবস্থা আপনি নিজেই তৈরী করেছেন। অন্য কেউই আপনাকে দুঃখ দেয়নি। আপাতদৃষ্টিতে সুখ-দুঃখ তো স্বয়ং আপনার মনের অবস্থার উপরই নির্ভর করে। যেমন আপনার মনের অবস্থা হবে, সেই রকমই অনুভূতি আর আপনার ভাবনা হবে। সেইভাবেই যদি আপনি ভয়ের ভাবনাকে ত্যাগ করে নিজের দৃষ্টিকোণকে নির্মল করে তোলেন, তাহলে নিশ্চিত যে, কঠিন পরিস্থিতিও আপনাকে বিচলিত করতে পারবে না।

সতের বছর পূর্ণ হওয়ার পর আচার্য তাঁর শিষ্যদের বুদ্ধির এবং ধৈর্য্যের পরীক্ষা নিতে চাইলেন। তিনি তাঁর সব শিষ্যদের হাতে একটা করে বাঁশের ঝুড়ি দিলেন আর বললেন, তাতে নদী থেকে জল ভরে আনতে। শিষ্যদের মাথা ঘুরে যায়, —বাঁশের ঝুড়িতে জল ভরে আনা কীকরে সম্ভব? মনমরা হয়ে সকলে ঝুড়ি নিয়ে নদীতে জল ভরতে যায়। কিন্তু অনেক চেস্টা করেও তাতে জল ভরতে পারে না, যতবার জল ভরে ঝুড়ির ছিদ্র দিয়ে জল বেরিয়ে যায়। হতাশ শিষ্যরা ফিরে এসে গুরুদেবকে সত্যতা জানায়। কিন্তু একজন শিষ্য তার কর্তব্যের প্রতি একাগ্র ও একনিষ্ঠ ছিল, তাঁর গুরুর প্রতি

পূর্ণ নিষ্ঠা আর বিশ্বাসও ছিল। সে বারবার জল ভরতে লাগল আর ভাবতে লাগল গুরুদেবের দেওয়া বাক্য তো ভুল হতে পারেনা। সকাল থেকে সন্ধ্যাকাল পর্যন্ত জলে থেকে ঝুড়ির কঞ্চিগুলি ফুলে গিয়েছিল আর ছিদ্র বন্ধ হয়ে গিয়েছিল। অবশেষে জল ভরা সম্ভব হয়েছিল। গুরুদেব সব শিষ্যদের একত্রিত করলেন আর পরিশ্রমের মাহাত্ম্য বোঝালেন,—যে, আমি তোমাদের অকল্পনীয় ও কষ্টসাধ্য এবং দুষ্কর কার্য সঁপেছিলাম কিন্তু বিবেক, ধৈর্য্য, একাগ্রতা আর নিষ্ঠা অর্থাৎ অপরিসীম প্রচেষ্টার দ্বারা কঠিন কার্যও সম্ভব হতে পারে।

আপদ অথবা কঠিনতা যদি কারোর লক্ষ্যের পথ রোধ করতে সমর্থ হয়ে যায়, তো সংসারে আজ কোন ব্যক্তিই সফল আর সমৃদ্ধ হতে পারত না। পৃথিবীতে এই বিপত্তি আপনার জন্যই হয়েছে, আপদ—সর্বত্র সদাই সম্ভাব্য। পদে পদে এই কঠিনতার মুখোমুখি হতে হয়। এ সংসারে এমন কোন ভাগ্যবান কদাচিৎ-ই হয় যাকে কঠিনতার সম্মুখিন হতে হয় না। কঠিনতা পথকে অবশ্যই অবরোধ করে; সীমাও বেঁধে দেয়। কিন্তু কখন? তখন, যখন আপনি তার থেকে হার মেনে বসেন।

যদি আপনি এর দৃঢ়তার সম্মুখিন করার জন্য নিজেকে তৈরী রাখতে সফল ও সিদ্ধ হন্, তাহলে বিশ্বাস করুন, কঠিনতা আপনার লক্ষ্যের সিদ্ধিতে সহায়ক সিদ্ধ হবে।

আমার দুই বন্ধুর ভারতীয় বায়ুসেনাতে সেকেন্ড লেফটেন্যান্ট পদে নির্বাচন হয়েছিল। মুখ্যালয় থেকে তাঁর প্রশিক্ষণের পত্র আসে। তারা দু'জনেই আনন্দ সহকারে প্রশিক্ষণের জন্য প্রশিক্ষণ-স্থলে পৌঁছায়। প্রশিক্ষণও শুরু হয়ে যায়। ভোর পাঁচটায় উঠতে হতো, তারপর দৌড় লাগাতে হতো। তারপরেও সারাদিন ধরে কখনও গর্তে লাফানো, কখনও দড়ি বেয়ে নামা, কখনও তার উপর দিয়ে চলা, তো কখনও উপর থেকে লাফানো—এই ধরনের কঠিন কার্যকলাপ করতে হতো। এইভাবে তিন চারদিন করার পরেই এক বন্ধু বিরক্ত হয়ে গেল। আর সে বিরক্ত হয়ে নিজের বাক্স-বিছানা গুছিয়ে ঘরে ফিরে আসে। কিন্তু প্রথম বন্ধু পুরো ধৈর্য্যের সঙ্গে, প্রতিকূলতার মধ্যে নিজেকে তার অনুরূপ করে তোলে আর এই প্রতিযোগীতার সম্মুখিন হয়ে বায়ু সেনাতে উন্নত পদ লাভ করে।

দ্বিতীয় বন্ধু প্রশিক্ষণ থেকে পালিয়ে আসার ফলে আজও অনুশোচনা করে, কঠিনতার মধ্যে আবদ্ধ হয়ে ঘুরে বেড়াচ্ছে। নিজের ভাগ্যকে দোষারোপ করছে, চোখের জল ফেলছে। সেখানে প্রথম বন্ধু বায়ু সেনার লিডার রূপে শোভা বৃদ্ধি করে নিজের ভাগ্যকে গৌরবান্বিত করছে।

অতএব আপনাকে নিজেকে এই অবস্থা থেকে বাঁচাতে হবে। পুরো মনোযোগের সঙ্গে নিজের কর্তব্যের প্রতি সমর্পিত থেকে নীচে দেওয়া বার্তার উপর আমল দিন। অসফলতা আপনার কাছে ঘেঁসতেই পারবে না।—

1. যে-কোনো কঠিনতা অথবা সমস্যার সম্মুখিন হওয়ার জন্য আপনার মস্তিষ্ককে পূর্ণভাবে তৈরী করে নিন।
2. কার্যের একটি সম্পূর্ণ তালিকা তৈরী করুন। আর নিজের ক্ষমতা অনুসারে নিয়োজিত উপায়ে সেটা আরম্ভ করুন। কর্তব্যের প্রতি সমর্পিত ভাব থেকে সেই কার্য শুরু করুন। উদ্বিগ্নতাকে কার্যের একটি অঙ্গ মনে করুন। এতে অকারণ উৎকণ্ঠিত হবে না।
3. নিজের উদ্বিগ্নতা বা কঠিনতাকে প্রত্যেক মানুষের কাছে ব্যক্ত করবেন না। সে তার উপহাস করতে থাকবে।
4. কোনো সমস্যা বা উদ্বিগ্নতা সামনে আসলে তাড়াহুড়োতে অবিবেচক হয়ে পড়বেন না। শান্ত-চিত্তে তার উপর বিচার করুন।
5. কঠিনতাকে অকারণে ভয়ানক কল্পনা করবেন না।
6. নিজের বিশ্বাসযোগ্য এবং হিতাকাঙ্খী বন্ধুদের কাছে কঠিনতা বা সমস্যা দূর করার জন্য অবশ্যই সহায়তা নিতে পারেন।
7. কঠিনতা আসার ফলে কারোর কাছে কান্নাকাটি করা বা ইনিয়ে বিনিয়ে কথা বলার প্রয়োজন নেই।
8. কঠিনতা অথবা সমস্যা উৎপন্ন হলে এমন লোকেদের ব্যাপারে চিন্তা-ভাবনা করুন যারা এধরনের সমস্যার সম্মুখিন হয়ে তাকে পরাস্ত করে সফলতা প্রাপ্ত করেছেন।
9. এই ধরনের লোকেদের কাছ থেকে সেই সমস্যার মোকাবিলা করার কায়দা অর্থাৎ উপায় জেনে নিন।
10. তাদের বলা অনুভবের উপর চলে কঠিনতাকে দুর করুন।

অধ্যায়—7

ভয়কে কীভাবে পরাজিত করবেন

> *ভয় থেকেই দুঃখের উৎপত্তি, ভয় থেকেই মৃত্যু, আর ভয় থেকেই মন্দের জন্ম হয়। ভয় এক রকমের দাসত্ব। দাস যেমন স্বাধীন হবার জন্য ছটফট করে, সেইরকম ভীত ব্যক্তিও মনে মনে ছটফট করে, স্বাধীনতার জন্য।*
>
> *—স্বামী বিবেকানন্দ*

প্রত্যেক মানুষ নিজেই নিজের মধ্যে পূর্ণতা লাভ করতে পারে। একমাত্র ঈশ্বরকে বাদ দিয়ে আর সব কিছু তার অধীন হয়ে যায়। প্রকৃতির ক্রিয়াকলাপকে প্রভাবিত করে, তারা সৃষ্টির বিধানের উপর যেমনভাবে জয়লাভ করে, তারা আজ মানুষকে পৃথিবীতে সর্ব-বিজেতারূপে প্রতিস্থাপিত করে দিয়েছেন। কোন কার্যই তাদের কাছে আজ অসম্ভব নয়। যখন মানুষের এই শক্তির সাথে আপনি পরিচিত, তবে আপনি এত ভীতসন্ত্রস্ত কেন? এই ভয়রূপী অজ্ঞানতাকে আপনি নষ্ট করে কেন দিচ্ছেন না? কেন এখনও এতে শৃঙ্খলাবন্ধ হয়ে আছেন? যেখানে আপনি ভালোভাবেই জানেন, এই ভয়ের জন্মদাতা আপনি নিজেই। ভয় আপনার অবিবেচক হওয়ার প্রমাণ, কারণ ভয় আপনার বিবেকহীনতা আর অজ্ঞানতার পরিচায়ক। এই সমাজে এমন অনেক মানুষ আছেন, যারা ভিতর ভিতরই ভীত থাকেন। সমস্ত ব্যাপারকে সন্দেহের দৃষ্টিতে দেখেন। সীমারেখা তখনই পার হয় যখন সে ভয়ভীত হয়ে দড়িকে সাপ ভেবে বসে। কখনও ভয় তাকে সম্পূর্ণভাবে বশীভূত করে ফেলার ফলে দড়িকে তার সাপ মনে

হয়। কখনও তার নিজের ছায়াকেও ভুত বলে মনে হয়। ভয়ের দ্বারা গ্রাসিত হওয়া লোকেরা যেকোনো কাজ শুরু করার আগেই ভীত হয়ে পড়ে। ভয়ে ভয়ে তারা কাজ শুরু করে। ভাবে যে, কাজটা না বিগড়ে যায়, অথবা কিছু খারাপ না হয়। এই চিন্তা ভাবনার ফলে আমাদের পরিশ্রম কার্যের অনুকূল হতে পারে না আর পরিশ্রমের অভাবে হয় কার্য নষ্ট হয়ে যায়, নয়ত সঠিক ফলদান করেনা। ভয়কে মনে স্থাপিত করার জন্যে আমাদের মিথ্যা ধারণাই অনেকটা দায়ী।

পরীক্ষা ভবনের একটি শ্রেণীতে একটা প্রশ্ন-পত্র দেওয়ার আগে ছাত্রদের বোঝানো হলো যে,—এই প্রশ্নপত্র এতই সহজ, সরল, যে তোমাদের থেকে ছোট ক্লাসের ছাত্ররাও এর সমাধান করতে পারবে। কিন্তু এই প্রশ্নপত্র তোমাদের দেওয়া হলো এইজন্য যে, যাতে জানা যায় তোমাদের মধ্যে এমন ছাত্রও আছে, যারা এর সমাধান করতে পারবেনা। তারপর ঐ একই প্রশ্ন অন্য হলে বসা ছাত্রদের দেওয়া হলো আর বলা হলো—এই প্রশ্নগুলি একটু কঠিন, এটা দেখার জন্য তোমাদের দেওয়া হয়েছে যে, তোমাদের মধ্যে কেউ এটা সমাধান করতে পারো কিনা। যে ছাত্রদের বলা হয়েছিল প্রশ্নপত্র সরল—তাদের মধ্যে 15জন বিদ্যার্থীর মধ্যে 14জন ছাত্র প্রশ্নপত্রের সমাধান করতে পেরেছে। আর যেসব ছাত্রদের বলা হয়েছিল প্রশ্নপত্র কঠিন, তাদের 15জনের মধ্যে মাত্র 1জনই সঠিক উত্তর দিতে পেরেছে। ধারণার প্রভাব এমনই। অতএব কোনো কথাকে না বুঝে, না পরীক্ষা করে তার সম্বন্ধে কোনো নিশ্চিত ধারণা পোষণ করে নেওয়াটা অথবা তাকে মেনে নেওয়া একান্ত অজ্ঞতার ব্যাপার হবে।

আমাদের মনে কোনোরকমের ধারণা তৈরী হওয়ার জন্য আমাদের পরিবারের লোকেদের বা বন্ধু-বান্ধবদের অনেক বড়ো হাত থাকে—যাদের উপর আমরা পুরোপুরি বিশ্বাস করি। এর উপর ভিত্তি করেই আমাদের চিন্তা-ভাবনার ধারণাকে দৃঢ়তা প্রদান করে। শিশুকালে শোনা কাল্পনিক গল্প-কাহিনী, ভুতের গল্প বা বাচ্চাদের ভয় দেখানোর

জন্য ব্যবহৃত কোনো শব্দ তাদের শিশুমনে গভীর রেখাপাত করে, আর সেই ভয় তাদের সারাজীবন পিছনে তাড়া করতে থাকে। ছোটবেলায় বড়োদের সমস্ত কথা সত্য আর আদর্শ বলে মেনে নেওয়ার জন্যই তাদের মনে বেশীর ভাগ কথাকেই একটা বদ্ধমূল ধারণার রূপ দেয়। এই ধারণাই ভবিষ্যতে এক সংকটের কারণ হয়ে দাঁড়ায়, কারণ শিশুকালে ঘটা কোনো ঘটনা বা কথা কোমল মনের উপর গভীরভাবে অঙ্কিত হয়ে যায়, আর সময় সময়ে সেটা তাকে ভয়াক্রান্ত করে তোলে। সংকিত হওয়া বা ভুল ধারণা পোষণ করাও ভয়ের আর একটা অন্য রূপ। সংকট বা কষ্টের সময় আমার কী হবে, বা আমি কীভাবে করবো?—এই ধরনের ভয়মিশ্রিত শব্দ মানুষের মধ্যে লুকানো ভয়কেই প্রকট করে তোলে। এতে সফলতা প্রাপ্ত হওয়ার চেয়ে অসফলতা প্রাপ্ত হওয়ার আশাই বেশী বৃদ্ধি হয়। পুরনো সমস্যা সমাপ্ত হতে না হতেই আর একটা নতুন সমস্যা তৈরী হয়ে মানুষকে ভয়ে ভীত করতে থাকে।

জল-জাহাজে একজন সাধু যাত্রা করছিলেন। যাত্রা খুবই দীর্ঘ ছিল। বেশীর ভাগ লোকই তাঁর সৎসঙ্গের ফলে খুশী ছিলেন। তিনি সৎসঙ্গের সময় সব শ্রোতাদের একটা কথাই বলতেন—মনে রাখবে, সংসার নশ্বর, সর্বদা মৃত্যুকে মনে রাখবে। কখনও কোনো ভুল কাজ করবে না। সাধুর বক্তব্য ছিল—সর্বদা মৃত্যুকে মনে রাখবে, কিন্তু যাত্রীরা সাধুর এই কথাকে পরীক্ষা না করেই প্রতিদিন এই ভয় নিয়েই অভ্যানুসারে নিজেদের নিয়ে মগ্ন থাকে। একদিন সমুদ্রে ভয়ংকর তুফান আসে। জাহাজ টলতে থাকে। চারিদিকে হৈ-চৈ লেগে যায়। উৎকণ্ঠা, ভয় আর ত্রাহি-ত্রাহি রবে কিছুই শোনা যাচ্ছিল না। সকলেই প্রাণ বাঁচানোর চিন্তায় ছটফট করছিল। কিন্তু অসহায় অবস্থায় কিছুই করার ছিল না। সকলে প্রার্থনা করতে শুরু করে। তখন সকলেই লক্ষ্য করল যে সাধু খুব সহজ আর শান্তভাবে বসে আছে। আস্তে আস্তে সমুদ্রের ঝড় শান্ত হয়। তখন একজন যাত্রী সাধুকে গিয়ে জিজ্ঞাসা করে যে, আপনি ভীত হননি? আপনার মৃত্যুকে ভয় লাগেনি? আপনি তো সহজভাবে বসেছিলেন। সাধু হেসে যাত্রিকে উত্তর

দিলেন—মৃত্যুর ফাঁদ শুধু সমুদ্রেই নয়, পৃথিবীর উপর সর্বত্রই এই ফাঁদ পাতা রয়েছে। তবে আর ভয় কীসের? অজ্ঞানী, অবিবেচক ব্যক্তিই মৃত্যুর ভয়ে ভীত হয়, কিন্তু শত ভয়েও মৃত্যু থেকে বাঁচা যায়না।

কখনও কখনও মানুষ ভীত হয়ে ঘাবড়ে গিয়ে বা তাড়াহুড়োতে এমন চীৎকার চ্যাঁচামেচি জুড়ে দেয় যে, তার ফলে তার সাথের লোকজনদেরও দুর্ঘটনাতে ফেলে দেয়। বিশেষজ্ঞদের মতানুসারে বেশীর ভাগ গাড়ির দুর্ঘটনাই তাড়াহুড়োতে বা অন্য দুর্ঘটনা বাঁচাতে হয়ে থাকে। তার পাশে বসে থাকা ব্যক্তিদের ভয়ে ভীত হয়ে ঘাবড়ে যাওয়াও হতে পারে। মনো-চিকিৎসকদের মতে ভয় মস্তিষ্ক সম্বন্ধীয় একপ্রকারের রোগ, যা ভীত মানুষদের মনোবিকৃতিকে প্রদর্শন করে। সেই মানসিক বিকার তার ইচ্ছা, আকাঙ্খারও সাংঘাতিক শত্রু, আর অসফলতারও কারণ। এই ভয়ই মানুষকে তার দাস করে নেয়। অতএব আপনাকে এর জালকে নষ্ট করে দিতে হবে। এই জীবন-সংঘর্ষে আপনি এই ভয়রূপী ভয়ংকর শত্রুকে পরাস্ত করতে হবে। এই সেই রাক্ষস, যে আজ পর্যন্ত আপনার সমস্ত খুশী আর সফলতাকে গিলে বসে আছে। এর মুখোমুখি হতে হবে। একে নষ্ট করে এর অস্তিত্বকে নষ্ট করে দিতে হবে। এটাই আপনার প্রধান ধ্যানের বিষয় হওয়া উচিত।

এই শত্রুকে পরাস্ত করা কোনো কঠিন কাজ নয়। আপনিও করতে পারেন। শুধু প্রয়োজন এই কার্য সমাধা করার জন্য আপনাকে পূর্ণ দৃঢ়তা এবং সাহসের সঙ্গে এর মোকাবিলা করা। আমার বিশ্বাস, যদি আপনি নিজের সাহসকে দৃঢ়তার সঙ্গে অক্ষুণ্ণ রাখেন, তাহলে ভয়ের ছায়াও আপনার আশপাশে দেখা যাবেনা।

একবার রেজিস্থানে যাত্রীদের একটি দল ভ্রমণ করতে যাচ্ছিল। দুর্ভাগ্যবশতঃ পথে ভয়ংকর ডাকাতদের একটি বড় দল তাদের বিধ্বস্ত করে দেয়। দলের সর্দারের হুকুমে যাত্রীদের প্রত্যেককে তল্লাশী নেওয়া হয়। যে যা পায়, তাই কেড়ে নেয়। একটি ছেলেকে তল্লাশীতে শুধু ছেঁড়াফাটা কাপড় ছাড়া আর কিছুই পাওয়া যায় না। তাতে সর্দার ছেলেটিকে জিজ্ঞাসা করে, যে তোমার কাছে কিছুই নেই? ছেলেটি ভীতভাবে উত্তর দিল—"আমার কাছে চল্লিশটা আশরফী আছে, যা মা

আমার কাপড়ে সেলাই করে দিয়েছেন। এটা আমি আমার বোনের জন্য নিয়ে যাচ্ছি।"

সর্দার বললেন—"যখন তোমার এটা লুকোবারই ছিল না তো ছেঁড়া কাপড়ে সেলাই করার কি দরকার ছিল?" ছেলেটি উত্তর দিল—"মা এজন্য এটা সেলাই করে দিয়েছিলেন, যে কেউ না কেড়ে নিতে পারে, বা হারিয়ে যায়। সঙ্গে এটাও বলেছিলেন, বাবা নির্ভয়ে, ভয়শূন্য হয়ে যাও।" আমি আমার মায়ের আজ্ঞা পালন করেছি।" ছেলেটির এই বাহাদুরিতে ভরা সত্যতার ফলে ডাকাতের সর্দার খুশী হ'ন, আর সমস্ত যাত্রীদের লুঠকরা জিনিসপত্র ফেরৎ দিয়ে দেয়। সমস্ত ডাকাতদের মন বদলে দিয়ে, তাদের সত্যিকারের পথে চলতে শেখানো এই বালক ভবিষ্যতে একজন মুসলিম ধর্মের প্রসিদ্ধ ধর্মপোদেশক হয়েছিলেন।

সাহস আর দৃঢ়তার সঙ্গে আপনাকে আপনার সঙ্কুচিত দৃষ্টিকোণকে বিস্তৃত করে তাকে ব্যাপকতা দিতে হবে। নিজের ধারণা ও পুরোনো মনোভাবকে পুনরায় পরীক্ষা করে তাকে বদলাতে হবে। যেকোনো কথাকেই সত্যতার কষ্টিপাথরে ঘষে তার সত্যতা যাচাই করে তার সম্বন্ধে ধারণা তৈরী করতে হবে অর্থাৎ মনে যে শঙ্কা জন্ম নেয়, তাকে নষ্ট করতে হবে। মনকে সম্পূর্ণভাবে শঙ্কাশূন্য করতে হবে, আর তা তখনই সম্ভব যখন আপনি আপনার বিবেককে প্রয়োগ করে নিজের মস্তিষ্কে উৎপন্ন হওয়া কারণ-হীন বিচারকে উৎপন্ন হতেই দেবেন না। মনে অপ্রিয় লাগা কোনো প্রসঙ্গের উপর কখনও বিচার করবেনই না। এই ধরণের চিন্তা ভাবনা থেকে সর্বদা নিজের দূরত্ব রাখুন। কল্পনা করুন, কিন্তু এমন কল্পনা করবেন না, যা ভয়ংকর অথবা মস্তিষ্ককে ঝাঁঝরা করে দেয়। ভুল কিংবা খারাপ কাজ করার সময় মনে ভয় উৎপন্ন হওয়া উচিত। তাহলে, সত্যের উপর প্রতিষ্ঠিত কোন কাজ করার জন্য ভয়ের কোন স্থান নেই।

আপনার অধ্যাপনা, চিন্তাশীলতা, মননশীলতা—এমনই হওয়া উচিত, যাতে ব্যর্থতা বা নাকারাত্মক কথার কোনো স্থান নেই। আপনি চিন্তা করুন, কিন্তু এমন ঘটনা অথবা কথার চিন্তা করবেন না, যাতে আপনার উৎকণ্ঠা অনুভব হয়। আপনার চিন্তাশীলতাই

আপনার কর্মকুশলতা ও কার্যের সঞ্চালনকে নির্ধারিত করে। অতীতে ঘটা কোনো ঘটনা, দুর্ঘটনা বা অসফলতা থেকে উৎপন্ন হওয়া ভয়কে ভবিষ্যতে ভাববেন না। যখন আপনি সাহসের সঙ্গে দৃঢ়তার সম্বলকে প্রয়োগ করবেন, তখন ভয় আপনার আশপাশে ঘরুবে না। বিবেকের ব্যবহার আপনার নির্ণয়কে ভয়শূন্য করে আপনাকে ভীতিহীনতার অভেদ্য কবচ পরিয়ে দেবে। বিবেকই সেই মুখ্য উপচার যা মানুষকে অজ্ঞানরূপী ভয়কে মূল থেকে বিনষ্ট করে নির্ভয় ও নির্মল করে তোলে। বিবেক জাগ্রত হওয়ার ফলেই জীবনের গতি সামনে এগিয়ে চলে; সফলতা তার অনুগামী হয়। কোনো উৎকণ্ঠা, অসফলতা অথবা অন্য কোনো দুর্ভাবনার কোন ভয়ই থাকে না। দুঃখ ক্লেশ নিজেই নষ্ট হয়ে যায়।

সাধু ফরিদের কাছে এক ব্যক্তি আসেন, আর বলেন, —"মনসুরকে কেটে ফেলা হয়, তবু তিনি হাসতে থাকেন। ইসাকে ফাঁসিতে ঝুলিয়ে দেওয়া হয়, তখনও তিনি বলতে থাকেন,—ফাঁসি দেওয়া লোকেরা অজ্ঞান, ওদের ক্ষমা করো প্রভু! বুঝতে পারিনা, কথাগুলি বোধগম্য হয়না যে কেউ আমাকে পাথর দিয়ে মারবে, গলা কেটে ফেলবে আর আমি তাকে উপেক্ষা করে থাকব। তাকে ক্ষমা করে দেব।"

সাধু ফরিদ নিজের জায়গা থেকে ওঠেন, আর ঐ ব্যক্তিকে একটা কাঁচা নারকেল দিয়ে বললেন,—"এটাকে ভেঙে আনো, কিন্তু এর ভেতরের শাঁস যেন খোলার সাথেই থাকে। ব্যক্তিটি নারকেল পাথরে মারে, ফল এটাই হয় যে সেই কাঁচা নারকেল ফেটে যায়। লোকটি ফরিদের কাছে গিয়ে বলেন—"ক্ষমা করুন, আমি অমূল্য নারকেলের খোলার সাথে শাঁসকে রক্ষা করতে পারিনি। কারণ সেটা উপরের খোলের সাথে যুক্ত ছিল।" ফরিদ আর একটা শুকনো নারকেল দিয়ে বলেন, —"এটাকে ভেঙ্গে আন।" ব্যক্তিটি দেখলেন নারকেল শুকনো, তার ভিতরে শুকনো নারকেল আলাদা করে বাজছিল। উনি নারকেলটি ভেঙ্গে দেখলেন, সেটা ভেতর থেকে নারকেলের জল সমেত বেরিয়ে আসল। শান্তভাবে ফরিদ বললেন,

—"দেখেছ, তোমার আর মনসুর অথবা তুমি আর যীশুর বোঝার মধ্যে কাঁচা আর পাকা ফল জেতারই পার্থক্য। কারণ যার মন আর শরীর একত্রিত হয়ে থাকে, তাদের জীবনে দুঃখ, ক্লেশ, কষ্ট, ব্যথা ইত্যাদি অনুভব হয়, কিন্তু যাদের মন নারকেলের শাঁসের মতো আলাদা হয়ে গিয়ে থাকে, সেইসব ব্যক্তিদের ভৌতিক দুঃখ কষ্ট অথবা ভয় কখনও অনুভূত হয়না।

এটাই সেই অবস্থা যেখানে আপনি সফলতাতে বাধা হওয়া সমস্ত কথা থেকে মুক্ত হয়ে যাবেন। আপনিও এই অবস্থা গ্রহণ করতে পারেন। অতএব ভাবুন—আপনার বহুমূল্যবান জীবনকে কেন ব্যর্থভাবে অতিবাহিত করবেন। আপনি সর্বশক্তিমান। শুধু প্রয়োজন আপনার জাগরণের। আসুন, এখন থেকেই জাগ্রত হয়ে আপনার সবচেয়ে বড় শত্রু ভয়কে পরাস্ত করার জন্য প্রস্তুতি শুরু করে দিন। কারণ যখন আপনি নির্ভয়তার পথে চলার মতো মন তৈরী করে নেবেন, তো সামনের রাস্তা নিজে নিজেই দেখা দেবে। নীচে কিছু সূত্র দেওয়া আছে, যার সাহায্যে আপনি অবশ্যই সফলতা লাভ করবেন।—

1. কারোর কাছ থেকে শোনা কোনো কথা বা ঘটনাকে শীঘ্রই বিশ্বাস করে নেবেন না, যতক্ষণ না আপনার জীবনে সেইরকম কোনো ঘটনা না ঘটে।
2. কাল্পনিক গল্প-কথা বা ভয়াবহ কোনো ঘটনার উপর চিন্তা-ভাবনাকে কেন্দ্রীভূত করবেন না।
3. এধরনের কথাকে শুধুমাত্র মনকে বোঝানোর বা মনোরঞ্জক মনে করে মস্তিষ্ক থেকে বার করে দিন। চোখে দেখা অনেক ভয়ানক জিনিসকে অদেখা করে রাখুন। তাকে মন থেকে মুছে ফেলুন, আর তার জায়গায় রুচিকর এবং সার্থক কথাবার্তার প্রতি দৃষ্টি কেন্দ্রীভূত করুন।
4. বাচ্চাদের ভয়ের কোনো দৃশ্য বা ঘটনা থেকে দূরে রাখা উচিত। কখনও তাদের সামনে ভয় উৎপন্ন হওয়ার মতো কথাবার্তার চর্চা করবেন না।
5. নিজের মনে প্রতিষ্ঠিত হওয়া কোনো পুরনো মনোভাবের উপর আধারিত ধারণাকে পুনরায় মূল্যায়ন করুন।

6. প্রত্যক্ষদর্শীতা বা যথার্থ কষ্টিপাথরের উপর যাচাই করা ধারণাকেই মনে স্থান দিন।
7. অজ্ঞানতাকে নষ্ট করার জন্য আধ্যাত্মিক এবং জ্ঞানবর্ধক কোনো পুস্তক অধ্যয়ন করা উচিত।
8. বিবেকরূপী প্রদীপ প্রয়োগ করে অজ্ঞানরূপী অন্ধকারকে (ভয়) নষ্ট করে দিন।
9. বিবেকের জাগরণের জন্য মনকে শুদ্ধ-স্বচ্ছ, নির্বিকার করে তোলা আবশ্যক। এজন্য ধর্মমূলক পুস্তক এবং সাধু-সন্তদের সহায়তা নেওয়া দরকার।
10. সাহসের সঞ্চারের জন্য বীরপুরুষদের ঘটনা অর্থাৎ কার্যকলাপ সম্বন্ধে চর্চা করুন।
11. সাহসই সেই কেন্দ্রবিন্দু, যা আপনাকে নির্ভয় করে তুলবে।
12. দৃঢ়-সংকল্প জয়লাভ করার জন্য মুখ্য ভূমিকা পালন করে।

অধ্যায়—8

সুযোগ অকারণে অতিবাহিত করবেন না

যা প্রত্যক্ষ-প্রমাণিত তাকেই বিশ্বাস করুন। যারা অনেক কষ্টিপাথরে ঘষে খাঁটি প্রমাণিত হয়েছে, শুধুমাত্র তাদের সাথেই ঘনিষ্ঠ সম্পর্ক রাখুন। প্রতিটি মুহূর্তের মূল্যায়ন করুন আর তাকে সদুপযোগী করে তোলার কথা ভাবুন। উন্নতির এটাই সঠিক উপায়।

মহানতার সাথে সম্পর্ক তৈরী করা বা তার সহযোগী অবসর সময়ের সুযোগ গ্রহণ করাও অনেক সময় অপ্রত্যাশিত সৌভাগ্য হয়ে সামনে দেখা দেয়। চন্দন গাছের আশ-পাশের ঝোপ-ঝাড়গুলিও সুগন্ধিত হয়ে যায়। আর চন্দনের মূল্যেই বিক্রিত হওয়ার কথা শুনতে পাওয়া যায়। জলকে দুধে মিশিয়ে, দুধের দামে বিক্রি হওয়ার কথা আমরা প্রতিদিন শুনে থাকি। বৃক্ষকে জড়িয়ে ধরে ওঠা লতানো গাছও তারই সমান উঁচুতে উঠতে পারে, যেখানে তার নিজের চেষ্টায় মাত্র জমিতেই কিছুদূর পর্যন্ত যেতে পারত। তার দুর্বল শরীরকে দেখে অতো উঁচুতে ওঠার কথা কেউ ভাবতেও পারত না। কিন্তু বৃক্ষের সান্নিধ্য আর তার সুযোগমতো জড়িয়ে নেবার পুরুষার্থ, যখন সমন্বিত হয়, তখন উন্নতির রাস্তা স্বয়ংই খুলে যায়। এই ধরণের সংযোগের ফলে মহান পক্ষের কোন ক্ষতি হয়না, কিন্তু দুর্বল পক্ষকে অনায়াসে উন্নতির পথে তুলে দেয় যেন, তার দৈব-আশীর্বাদ পাওয়া হয়ে যায়।

কার্য সম্পাদন করার জন্য উপযুক্ত অবসরের অপেক্ষা করা আত্মবিশ্বাসের অভাবই প্রমাণিত করে। এটা প্রমাণ করে যে, আপনি সেই কাজকে অবহেলা করার চেষ্টা করছেন, বা তার থেকে মুখ ফিরিয়ে নেবার চেষ্টা করছেন। কতদিন পর্যন্ত আপনি এভাবে নিজেকে বাঁচাবেন? সময় কারোর জন্য প্রতীক্ষা করে না। তাহলে আপনি তার প্রতীক্ষা কেন করছেন?

সুযোগ তো জীবনে প্রতিদিনই উপলব্ধ হয়। কিন্তু আমরা তাকে চিনতে ভুল করি। এর প্রকৃত কারণ আলস্য আর আত্ম-বিশ্বাসহীনতা। 'যখন ঠিক সময় আসবে তখনই দেখা যাবে', 'এখন সঠিক সময় আসেনি', 'কিছু সময় লাগবে।'—এই ধরণের কিছু কথা কার্যের প্রতি আমাদের একাগ্রতা আর আত্মবিশ্বাসের ঘাটতি প্রদর্শিত করে। এই ধরণের লোকেদের জন্য সুযোগ কখনও আসে না। তারা এই শব্দের চক্রব্যূহতে আটকে সুযোগ হাতছাড়া করে ফেলে আর অনুশোচনা করতে থাকে।

বেঞ্জামিন ফ্র্যাঙ্কলিন সেই সময় একটা বই-য়ের দোকান চালাতেন। দোকানের কর্মচারীদের কাছে একজন গ্রাহক একটা বই-এর দাম জিজ্ঞাসা করে। সে বলে এক ডলার। গ্রাহক সেটা কমাতে বলে, কর্মচারী বার বার বোঝায় যে, আমাদের এখানে একদামে বিক্রয় করা হয়। আপনি নিন আর না নিন, দাম একই লাগবে। গ্রাহক সন্তুষ্ট হতে পারলেন না। সে মালিকের ঘরে ঢুকে যায়, আর তাকে দাম কম করতে বলে। ফ্র্যাঙ্কলিন মাথা তুলে গ্রাহকের দিকে তাকিয়ে সংক্ষেপে বলেন,—"এখন ঐ বইটির দাম সোয়া ডলার হয়ে গেছে। এক চতুর্থাংশ ডলার আমার সময়ের দাম হিসাবে যোগ করা হয়েছে।" সেটা শুনে গ্রাহক চলে যায়। কিন্তু কিছুক্ষণ পরেই আবার ফিরে আসেন, এবং বলেন,—"ঐ বইটি ওই দামেই আমাকে দিয়ে দিন।" ফ্র্যাঙ্কলিন বলেন,—"এখন বইটি দেড় ডলারে পাওয়া যাবে। প্রথম সুযোগ আপনি হারিয়েছেন, কিন্তু আপনি যদি বার বার আমার সময় নষ্ট করেন, তবে সেই হিসাবেই বইটির মূল্য বাড়তে থাকবে।"

যার কাজকে দীর্ঘায়িত করার বা আলস্যতে পড়ে থাকার অভ্যাস হয়ে যায়, সে অভ্যস্ত ভয়কে বদলে সময়ের সাথে চলার কথা ভাবতেও পারেনা, ভাবলেও তার এত সাহসের পরিচয় দিতে পারেনা যে তারা অনভ্যস্ত পথে দুই কদম চলতে পারে। তাদের অভ্যাস কলুর বলদের মতো হয়ে যায়, তাদের কোনো সঞ্চালক না থাকার জন্যও তারা নির্ধারিত কুচক্রে উদ্দেশ্যহীনভাবে ঘুরতে থাকে আর নিজেদের স্বপ্নকে মারতে থাকে। বুদ্ধিপূর্বক তাকে কোনো উপযুক্ত প্রয়োগের পরামর্শ দিলে, সে হয়ত তাতে সম্মতি জানাবে, কিন্তু পরিবর্তনের যখন সময় আসবে, তখন নানা রকম অসমর্থতার বাহানা করে, কারণ দেখাতে লাগে। হ্যাঁ, তারা পশ্চাতে থাকে, কিন্তু তখন, যখন সেই কাজকে অন্যেরা করে সফলতা লাভ করে, কিন্তু তখন অনুশোচনা করে লাভ কি? যখন হাত থেকে পাখী ফস্‌কে গেছে? চলে যাওয়া সময় আর ফিরে আসেনা, অতএব চিন্তা-ভাবনায় নিরর্থক আর নিরুদ্দেশ্য কথা ভাবা বা কাল্পনিক স্বপ্নে না ঘুরে বেড়িয়ে, যদি বাস্তবতার মাটিতে দাঁড়িয়ে জীবন অতিবাহিত করা যায়, তাহলে সেটাই ভালো।

এমন অনেক ব্যক্তি দেখা যাবে,—যারা অভিযোগ করতে থাকে যে তারা সুযোগ পায়নি, তা নাহলে তারাও উন্নতি করতে পারত। কোনো সফলতা সুযোগের দ্বারা নয়, বরং মানুষ নিজেই তা অর্জন করে। যখন সিকন্দর একটি বড় শহরের উপর বিজয়লাভ করেছিলেন, তখন তাঁকে জিজ্ঞাসা করা হয়েছিল,—যদি সুযোগ পান তো ওই দ্বিতীয় শহরটিও জয় করে নেবার চেষ্টা করবেন? তিনি ক্রুদ্ধভাবে উত্তর দিয়েছিলেন, সুযোগ কী? আমি নিজে সুযোগ তৈরী করি, অর্থাৎ যারা করতে চায় তাদের কাছে প্রতিটি মুহূর্তই সুযোগ। আর যারা না করতে চায় তারা উচিত সুযোগ পাওয়া সত্ত্বেও তাকে চিনতে পারেনা। আর নিরর্থক হয়েই থেকে যায়। মহাত্মা গান্ধী জেলে থেকেও দেশকে স্বাধীন করার কোনো সুযোগ ছাড়েননি। তিনি জেলে থেকেই সুযোগের সৃষ্টি করতেন আর তাকে দেশের স্বাধীনতার কাজে লাগাতেন। দক্ষিণ আফ্রিকার নেতা নেলসন ম্যাণ্ডেলাও জেলে থাকাকালীন মহাত্মা গান্ধীর পথে চলে দেশকে স্বাধীন করার লক্ষ্য পূরণ করেন। অতএব মহান লোকেদের জীবনের কোনদিনই এমন যায়না, যা তাদের জন্য উপযুক্ত সুযোগ নয়। তাঁরা প্রতিটি দিন, প্রতিটি ক্ষণকে সুযোগ বানিয়ে নেন। আর তার অনুসারেই নিজের দিনপঞ্জী শুরু করেন। সেটাই তৈরী করেন। এটাই তাদের সফলতার মুখ্য রহস্য।

বোরলে ছিলেন নেপল্‌স নগরের বড় গির্জার পাদরি। চার্চের উপার্জন ভালই ছিল। পাদরি তাতেও সন্তুষ্ট ছিলেন না। তিনি আরও অন্য কিছু করার সুযোগের কথা ভাবলেন। সেজন্য বোরলে নগরে ঘুরে ঘুরে সেখানকার সমস্যাকে বোঝার চেষ্টা করতে লাগলেন। ওখানে বেকার ছেলেদের সংখ্যা খুব বেশী বেড়ে গিয়েছিল। বোরলে ভাবলেন, এই ছেলেদের শোধরানোর জন্য আর সাবলম্বী করার জন্য কিছু কাজ করা উচিত। কার্যের সম্পূর্ণ তালিকা ও সূচী তৈরী করেন আর তাকে কার্যকরী করতে দৃঢ় নিশ্চয়তা করে নেন। তার এই কাজ খুব দ্রুত চলতে থাকে; প্রতিটি বছরে প্রায় পাঁচ হাজার ছেলে ভর্তি হতে থাকে আর তাদের শোধরানোর মহত্বপূর্ণ কাজ চলতে থাকে। এর ফল এমন হলো যে নেপল্‌স শহর ঐ সময় অগ্রগতি শহরগুলির মধ্যে অগ্রগণ্য বলে পরিগণিত হয়। বোরলের সুযোগের সৎব্যবহার করার আশ্চর্য্য পরিণামই এই ঘটনা ঘটতে সাহায্য করেছিল।

বোরলে প্রমাণিত করে দিয়েছেন যে, সুযোগ সর্বদাই আপনার আশপাশে উপেক্ষিত হয়ে ঘুরে বেড়াচ্ছে। শুধু প্রয়োজন আবশ্যকতা অনুযায়ী তাকে জ্ঞানের দ্বারা ধরে ফেলা। তাকে সদুপযোগী করে তোলা। যদি আপনি তাকে বুঝতে চান তো আপনি কর্তব্যবিমূঢ়তাকে খুলে ফেলে দিন, আর দেখুন সেটা আপনার স্পষ্ট দৃষ্টিগোচর হবে। আসলে হয় কি, আমরা তো আকাশ থেকে চাঁদ আনার স্বপ্ন দেখি, কিন্তু যে সুযোগ-সুবিধা আমাদের সামনে থাকে, তাদের উপেক্ষা করি।

একজন শ্রমিককে তার কারখানা থেকে বের করে দেওয়া হয়। সে খুব চিন্তিত ছিল। ভাবে, সে একটা ছোটোখাটো ভুল করে সুস্থ্য ভাবে জীবন-যাপনের সুযোগ হারিয়েছে। আর একটা সুযোগের সদ্ব্যবহার করতে হবে। সে ভাবে, কোম্পানিকে কিছু মালপত্র বিক্রি করে তার থেকে কিছু লাভ করা যায়। নিজের কিছু জমানো টাকা থেকে সে কোম্পানিকে মাল বিক্রি করা আরম্ভ করে দেয়। কয়েক বছর পর সেই বিক্রির লাভ থেকে জমানো টাকা দিয়ে একটা নিজস্ব ফ্যাক্টরী তৈরী করে নিজেই

মালিক হয়ে যায়। কোথায় সে একজন সামান্য মজদুর ছিল, আর আজ সে তার নিজেরই কোম্পানির মালিক। যদি ইনি তার সুযোগের সদ্‌ব্যবহার না করতেন, তাহলে হয়ত যেখানকার সেখানেই থেকে যেতেন। কিন্তু নিজের বিচার-বিবেচনার দ্বারা তিনি সুযোগকে চিনেছেন আর তাকে কাজে লাগিয়েছেন, তাই আজ তিনি মালিক হতে পেরেছেন।

উপরের উদাহরণ থেকে এটা স্পষ্ট যে, সুযোগ কখনও সমাপ্ত হয়না। যার মনে একটা চাহিদা আছে, পরিশ্রম করার যোগ্যতা আছে, তারা সামনে সুযোগ আর সুযোগই দেখতে পান। সুযোগ তারাই পান না, যাদের মধ্যে তাকে পাওয়ার যোগ্যতা নেই। সুযোগেরাও যোগ্য মানুষের সন্ধান করতে থাকে, যারা তাকে সম্পূর্ণভাবে নিঙড়ে নিতে পারে, তার থেকে পুরোপুরি লাভ তুলতে পারে। অতএব ভাবনাতে অসমর্থতার ভাব কখনও আসতে দেবেন না। পুরুষার্থের কবচের সাহায্যে তাকে পুষ্ট করুন। সময়কে অবহেলা করার চেষ্টা করবেন না। বরং তাকে চিনে নিয়ে তার সাথে পায়ে পা মিলিয়ে চলুন। তা নিজে নিজেই আপনার অনুকূল হয়ে যাবে।

কিশোর নেপোলিয়ন যখন বিদ্যালয়ে পড়াশোনা করতেন, তখন তিনি একটা ভাড়াবাড়িতে থাকতেন। সেই বাড়িতে একজন চঞ্চল, ছটফটে মেয়েও থাকত, যে তাকে সবসময় বিরক্তও করতো। কিন্তু নেপোলিয়ন কখনও তার প্রতি আকর্ষিত হতেন না। উদাসীন থাকতেন, এবং নিজের পড়াশোনাতেই মনোযোগী থাকতেন। বড় হয়ে যাবার পর তিনি অনেক উত্থান-পতনের মধ্যে দিয়ে গিয়ে নিজের দেশের সেনাপতি হয়ে যান। কিছুদিনের জন্য তিনি ছুটি পান। তখন তিনি ভাবলেন, এই সময় ছোটবেলার বন্ধু-বান্ধব, আত্মীয়-স্বজনদের সাথে দেখা-সাক্ষাৎ করে আসবেন। এই উদ্দেশ্যে তিনি সেখানে গেলেন, যেখানে তিনি ভাড়াবাড়িতে থাকতেন। সেই চঞ্চল মেয়েটিকে তখনও তার মনে ছিল, কিন্তু সেই মেয়েটি তাকে ভুলে গিয়েছিল। নেপোলিয়ন সেই মহিলার সঙ্গে সাক্ষাৎ করার জন্য জিজ্ঞাসা করলেন, এই বাড়িতে অনেক বছর আগে নেপোলিয়ন নামে এক যুবক পড়াশোনা করত। আপনার

তাকে মনে আছে কি? মহিলা মনে করার চেষ্টা করে, আর বলে, আবছাভাবে মনে আছে, ছেলেটি সর্বদা বইয়ের উপর চোখ নিবদ্ধ করে থাকত আর কারোর প্রতি মুখ তুলে কথাও বলত না। রুক্ষ্ম স্বভাবের ছিল। নেপোলিয়ন নিজের পরিচয় দিয়ে বললেন, সেই রুক্ষ্ম ছেলেটি আমি। যদি সেই সময় আমিও চঞ্চলতার ফাঁদে পড়ে যেতাম আর সঠিক সুযোগকে চিনতে না পারতাম, তো আজ আমি দেশের প্রধান সেনাপতি হতে পারতাম না।

সুযোগকে চিনে নিয়ে তার সদোপযোগী করাটাই বুদ্ধিমানের কাজ। বুঝে-সুঝেই আপনি আপনার সুযোগকে মজবুত করে ধরে রাখতে পারেন। চিন্তিত হবেন না। সুযোগ তো আপনার চারিদিকে ছড়িয়ে পড়ে আছে। তাকে খুঁজে নিয়ে নিজের জীবনের অনুযায়ী কাজে লাগান। কারণ এখনও সময় হারিয়ে যায়নি। আপনার সামনে শুধু সুযোগই সুযোগ। সেই সুযোগকে ব্যর্থ হতে দেবেন না। সেই সুযোগ তো আপনারই অপেক্ষায় আছে, আপনি এখন তাদের কাজে লাগান, তার থেকে লাভবান হ'ন। একটা সুযোগ বেরিয়ে গেছে তো কী হয়েছে? অনেক সুযোগ আপনাকে স্বাগত জানাবার জন্য তৈরী হয়ে আছে। তাকে আপনি নিজের করে নিন আর জীবনকে সুখী করে গড়ে তুলুন। এখনই, আর এই ক্ষণেই সুযোগ লাভ করার উচিৎ ক্ষণ। শুধু আপনি—

1. হতোৎসাহিত হওয়ার কোনো ভাব মনে আসতে দেবেন না।
2. যাই কাজ হোক, যেমনই কাজ হোক, পুরো মনোযোগ সহকারে পূর্ণ করুন।
3. ক্ষিপ্রতাকে জীবনে স্থান দেবেন না।
4. নিজের বুদ্ধি-বিবেচনাকে যতদূর সম্ভব প্রয়োগ করুন।
5. একটি কার্যে অসফল হলেও অন্য কার্য শুরু করে দিন।
6. নিজের দৃষ্টিভঙ্গিকে ব্যাপক করার প্রচেস্টা করুন।
7. প্রতিদিন কাজের একটি তালিকা তৈরী করুন।
8. প্রতিটি কাজকে সুক্ষ্ম দৃষ্টিতে দেখার চেষ্টা করুন।

9. তারপর ভাবুন, তার থেকে কী কী লাভ পেতে পারেন।
10. সময় অমূল্য, একে পুরোপুরি মহত্ত্ব দিন।
11. যোজনা তৈরী করে কাজ করলে সময়ের অপচয় হবেনা।
12. প্রতিটি ক্ষণে নতুন কিছু শেখার চেষ্টা করুন।
13. প্রতিটি সুযোগকে উচিত মেনে নিয়ে চলুন।
14. গুরুত্বপূর্ণ কাজগুলিকে খুব চিন্তা-ভাবনা করে করবেন।

অধ্যায়—9

শুরু আজ থেকেই হওয়া আবশ্যক

সংকল্পহীন থাকার অর্থ সময়কে অবহেলা করে কিছু করতে না পারা। দৃঢ় প্রতিজ্ঞ না হওয়ার পরিণাম হলো একপাও সামনে এগিয়ে না যাওয়া। শুধুমাত্র ভাবতে থাকা লোকেদের অবস্থান সর্বদা টালমাটাল হয়ে থাকে।

আজ, কাল........আজ........কাল........, কাল........, এই অবস্থা অত্যন্ত ভয়ানক হয়। কাজকে এড়িয়ে যাওয়ার এই সুন্দর অভ্যাস, মানুষের জন্য পতনের কারণ হয়ে দাঁড়ায়। দীর্ঘসূত্রীতাতে অভ্যস্ত ব্যক্তিরা নিজের সাথে সাথে অন্যের মাথা ব্যথার কারণ হয়ে দাঁড়ায়।

অলসতা ছাড়া, কাজে ফাঁকিবাজীরও দুর্গুণ এই কারণে বাড়তে থাকে। সব কিছু আস্তে আস্তে আরামে হয়ে যাবে। কাল দেখা যাবে। তুমি তো সবসময় হাওয়ার ঘোড়ায় চড়ে থাকো অথবা, হাতের উপরই সর্ষে উৎপন্ন করতে চাও।—এ ধরনের কথা বলা লোকেরা নিজের সাথে অন্য লোকেদেরও কার্যে বাধা সৃষ্টির কারণ হতে পারে। এ ধরণের লোকেরা জানেনা যে কর্মঠ ব্যক্তিরা চার দিনের কাজ দু'দিনে সমাপ্ত করে, নিজের হাতেই সর্ষে উৎপন্ন করে দেখিয়ে দেয়। এর বিপরীতে আলস্যকে জড়িয়ে থাকা ব্যক্তিরা সংকল্পহীনতা ও নিজের প্রতি জাগরণের অভাবে বেপরোয়ার শিকার হয়ে একটা কাজকেই ধীরে ধীরে, খুব মুশকিলের সঙ্গে সম্পন্ন করতে পারে।

কাউকে কথা দিয়ে ঠিক সময়ে না পৌঁছনো, প্রতিজ্ঞা করে তাকে পূরণ না করা, বার বার ঘুরতে থাকার অভ্যাস—এইসব লোকেদের রক্তের সাথে মিশে যায়। অন্য লোকেদের উপর এর ফলে কি প্রভাব পড়তে পারে, তাদের কতটা লোকসান হতে পারে, সে ব্যাপারে সম্পূর্ণ উদাসীন থাকে। এদের সেই উপলব্ধিই থাকে না যে, এই অসাবধানতা তার জীবনকে নষ্ট করে দিচ্ছে। নিজের কর্মক্ষেত্রে দেরীতে পৌঁছনো লোকেদের বা সময় মতো নিজের কাজ সম্পন্ন না করা লোকেদের অফিসের অন্যান্য লোকেরা অদ্ভূত দৃষ্টিতে দেখে। লোকেরা তার পিছনে বিভিন্ন রকমের মন্তব্য করতে থাকে। আমার জানাশোনা এক বন্ধুকে তো দেরীতে পৌঁছনোর কারণে কাজ থেকে তাকে ছাঁটাই করে দেওয়া হয়। ভালো চাকরীতে তার উন্নতিই আটকে যায়।

এইভাবেই আর একজন পরিচিত তো মাত্র দেরীতে পৌঁছনোর জন্য ভারতীয় প্রশাসনিক সেবাতে চাকরি হওয়া থেকে বঞ্চিত থেকে যায়। সমস্ত লিখিত পরীক্ষায় পাশ করার পর তাকে নির্বাচনের জন্য ইন্টারভিউয়ে ডাকা হয়। সে আনন্দের সঙ্গে শহরেও পৌঁছে যায়, কিন্তু সকালে হোটেলে তার ঘুম থেকে উঠতে দেরী হয়ে যায়। তাড়াতাড়ি তৈরী হয়ে সাক্ষাৎকারের জন্য পৌঁছেও যায়। কিন্তু লিস্টে তার নাম ছিল ১ নম্বরে। জিজ্ঞাসা করে জানতে পারল তখন ৫ নম্বর প্রার্থীর সাক্ষাৎকার চলছে। নিরাশ হয়ে একধারে বসে পড়ে। সবশেষে আবার তাকে ডাকা হয়। সাক্ষাৎকার-কর্তা তাকে প্রশ্ন করেন—"আপনি সাক্ষাৎকারের জন্য ঠিক সময়ে উপস্থিত হ'ননি কেন? বন্ধু উত্তর দেয়—"স্যার, ক্লান্তির জন্য ঘুমিয়ে পড়েছিলাম, দেরিতে ঘুম ভেঙেছে। তাই ঠিক সময়ে উপস্থিত হ'তে পারিনি। প্রশ্নকর্তা আবার প্রশ্ন করেন—"এর অর্থ আপনি সময়ানুবর্তী নন।" বন্ধু লজ্জিত হয়ে বলল—"ন্যা স্যার, ভবিষ্যতে এরকম হবে না। প্রশ্নকর্তা বললেন,—ভবিষ্যতে আর হবেনা, তার গ্যারান্টি কী আছে? আপনি প্রথম সুযোগে অসফল হয়ে গেলেন। দৌড়-ঝাঁপের কাজ। আপনার সময়মতো না পৌঁছনোর ফলে তো কিছুই হতে পারবে না। আপনি সময়কে কোনো মূল্যই দেননি। এর থেকে বড়ো অপরাধ আর কিছু হ'তে পারেনা। অতএব আপনি এই চাকরির জন্য যোগ্য নন।" বন্ধুর এই লেট-লতিফ ব্যাপারের জন্য হাতে আসা চাকরির সুযোগ হারিয়ে যায়, কারণ দেরী হওয়ার জন্য তার চুল, কাপড় ইত্যাদিও এলোমেলো হয়ে গিয়েছিল। এটাই তার অসফলতার কারণ।

স্বাধীনচেতার খারাপ অভ্যাস মানুষ লোভে বা ঝোঁকের বশে গ্রহণ করে। কিন্তু

কিছু দিন পরে সেই অভ্যাসই তার পরিচয় হয়ে গিয়ে মানুষকে এমন শিকলে বেঁধে ফেলে, যা ছাড়ালেও ছাড়তে চায় না।

নদীতে একটা ভালুক ভেসে যাচ্ছিল। নদীর ধারে দাঁড়িয়ে থাকা এক সাধু মনে করল কোন একটা কম্বল বয়ে যাচ্ছে। কম্বলকে পাওয়ার জন্য সাধু নদীতে লাফ দেয়, তারপর সাঁতরে গিয়ে ভালুকটাকে ধরে তীরের দিকে টানতে থাকে। ভালুকটা জীবন্ত ছিল। প্রচণ্ড জলের তোড়ে ভেসে এসেছে। সে সাধুকে জড়িয়ে ধরে, যাতে তার ওপর উঠে নদীর কিনারাতে যেতে পারে। দু'জনেই জড়াজড়ি করতে থাকল। কখনো এ নীচে তো কখনো আর একজন উপরে। তখন নদীর তীরে দাঁড়ানো সাধুর সঙ্গী বললেন, কম্বল না পাও তো ওকে ছেড়ে দিয়ে তীরে ফিরে এসো। ভালুককে জড়িয়ে ধরা সাধু উত্তর দিলেন—আমি তো এই কম্বলকে ছাড়তে চাইছি, কিন্তু এটাতো আমাকে এমনভাবে জড়িয়ে ধরেছে যে ছাড়াবার কোনো উপায়ই খুঁজে পাচ্ছিনা।

এই অবস্থা থেকে বাঁচার জন্য একটা উদ্দেশ্য, একটা সংকল্প থাকা উচিত, যাতে সংসারে তার সার্থকতা সিদ্ধ হতে পারে। সংকল্পহীনতা জীবনকে উদ্‌ভ্রান্ত করে দিতে পারে। মানুষ নিজের প্রতিও দৃঢ়বদ্ধ থাকতে পারে না, আর লক্ষ্যহীন হয়েই থেকে যায়। অতএব সব থেকে আগে প্রয়োজন যে জীবনের সংকল্পকে সময় নষ্ট না করে তাকে দৃঢ়তার সঙ্গো পূর্ণ করতে থাকুন। বিশ্বপ্রসিদ্ধ স্থাপত্য তাজমহল বা লালকেল্লা বানাতে শাহজাহান সংকল্প না করতেন, দৃঢ়তার সঙ্গো সংকল্প পুরণের জন্য তা আরম্ভ না করতেন, তাহলে আজ এটা বিশ্বপ্রসিদ্ধরূপে আমাদের সামনে উপস্থিত থাকত না।

উন্নতির পথে এগিয়ে যাবার জন্য অর্থাৎ সফলতা পাওয়ার জন্য ছোটো বড়ো সমস্ত কাজেই সংকল্প থাকা আবশ্যক। মহান কার্যে তো এই সংকল্প আরও বেশী দৃঢ়তার সঙ্গো গ্রহণ করা উচিত।

সমাজ-সংস্কারক রাজা রামমোহন রায় নিজের দৃঢ় সংকল্পের শক্তির সাহায্যেই অসম্ভবকে সম্ভব করে দেখিয়েছেন।

রাজা রামমোহন রায় তখন বালক ছিলেন। সেই সময় সমাজে সতীদাহ প্রথা অত্যন্ত জোরালো ছিল। তাঁর বড়ো ভাই-য়ের মৃত্যু হয়েছিল। প্রথানুসারে তাঁর বৌদিকে সতী হওয়ার জন্য বাধ্য করা হয়।

আগুনের লেলিহান শিখার মধ্যে জীবন্ত শরীরকে ছুঁড়ে দেওয়া হয়। যন্ত্রণায় ছটফট করতে করতে সে চিতার বাইরে দৌড়ে আসে, কিন্তু নিষ্ঠুর প্রথার পালনকারীরা তাকে বাঁশ দিয়ে ধাক্কা মেরে আবার চিতার মধ্যে ঠেলে দেয়। রাজা রামমোহন রায়ের পক্ষে জীবনের এই করুণ বীভৎস অবস্থা দেখা সম্ভব ছিল না। তাঁর হৃদয় সেই চীৎকারে হাহাকার করে ওঠে। মনে সংকল্প উৎপন্ন হয় যে, যতদিন না এই অভাবনীয় প্রথাকে রোধ করতে পারছেন, ততদিন তিনি নিশ্চিন্তে বসতে পারবেন না। ঐ ঘটনার বিরোধ সেই সময় থেকেই শুরু হয়ে গিয়েছিল। আর তিনি শেষ পর্যন্ত এই কুপ্রথাকে ধ্বংস করেই দিয়েছিলেন।

সংকল্পের হাতিয়ার বিলম্বকে বিনষ্ট করে, লক্ষ্যের দিকে এগিয়ে নিয়ে যেতে সাহায্য করে।

অতএব সংকল্পকে মনে দৃঢ়তার সঙ্গো ধারণ করুন, যা করার, যেভাবেই করা হোক, আজ থেকেই আরম্ভ করুন। আপনার শুরুই আপনাকে সফলতার দিকে নিয়ে যাবে।

জীবনের নবজাগরণ হবে। সময়ের পূর্বেই কাজ সমাপ্ত করে আপনি আপনার পুরুষার্থকে সার্থকতা প্রদান করবেন।

একটা মন্দির তৈরী হচ্ছিল। সমস্ত দেশ থেকে আসা শিল্পীরা মন্দিরের শিখরে লাগানো মূর্তির জন্য পাথরের উপর ছেনী দিয়ে কাজ করছিল। একটা পাথর কারিগরদের প্রধান বেকার মনে করে ফেলে দেয়। রাস্তায় পড়ে থাকা সেই পাথর মজদুর, পথিকের পায়ের ঠোক্কর খেতে খেতে এদিক-ওদিক যাচ্ছিল আর উদাস হয়ে ভাবছিল, সমস্ত পাথরই

মূর্তির রূপ নিয়ে সুন্দরভাবে গড়ে উঠছে, আর আমি এক অভাগা সকলের পায়ের ধাক্কা খাচ্ছি।

একদিন এক রাজবাড়ির শিল্পী সেখান দিয়ে যাচ্ছিলেন। সে সেই পাথরটাকে তুলে নেয়, আর কিছুক্ষণের মধ্যেই সেই পাথর দিয়ে একটা সুন্দর মূর্তি তৈরি করে ফেলে। সকলে তার কাজের প্রশংসা করতে থাকে, যে—উনি একজন খুব বড়ো প্রতিভাশালী শিল্পী। একটা রাস্তায় পড়ে থাকা পাথরকেও সুন্দর মূর্তিতে পরিণত করেছে। শিল্পী বললেন—"আমি তো সকলের মতোই, যা পাথর থেকে আবির্ভাব করেছি তা তো পাথরের মধ্যেই ছিল। আমি তো শুধু তাকে চিনে নিয়ে নিজের কাজ আরম্ভ করেছি আর সেই মূর্তি তৈরী হয়ে গেছে।"

আপনার শুরুও পাথরকে দেবতাতে বদলে দেবে। পাথর থেকে একটা সুন্দর মূর্তি তৈরী করতে পারেন। যদি আপনি পাথর খোঁজার কাজ শুরুই না করেন, তাহলে মূর্তি কীভাবে বানাবেন? এরজন্য প্রয়োজন শুধু কাজ শুরু করার। আপনার শুরুই আপনার সফলতার লক্ষ্য নিশ্চিত করবে। মনে দৃঢ় সংকল্প হয়ে উঠুন, সময়ের মূল্যকে চিনুন, আর শীঘ্রই কাজ শুরু করে দিন। সত্যি বলছি, ধৈর্য্য আর পরিশ্রমের সঙ্গে করা কাজের সমাপ্তিও সুখেরই হবে। যদি জীবনে সত্যিকারের সফলতা পেতে চান তো—

1. মনে ব্যপ্ত দুশ্চিন্তা ও দ্বিধাকে ত্যাগ করুন।
2. পুরুষার্থকে জাগ্রত করে জীবনকে সংকল্পময় করে তুলুন।
3. যা করবার, এখনই আরম্ভ করুন। কোনো কাজকেই কালকের জন্য রেখে দেবেন না।
4. সমস্ত কাজকে ঠিক সময়মতো সম্পূর্ণ করার চেষ্টা করুন।
5. অবসর সময়কে উপযুক্ত কাজে লাগান।
6. কাউকে কোনো আশ্বাস দিলে তাকে পূর্ণ করুন।
7. যার সাথে দেখা করার সময় দিয়েছেন, তার সঙ্গে সঠিক সময়ে দেখা করুন।
8. কাল করার জন্য কোনো কাজ ফেলে রাখবেন না।
9. কাজ সম্পূর্ণ হওয়া পর্যন্ত আরামের কথা চিন্তা করবেন না।

10. কোনো কাজকে অকারণে ঝুলিয়ে রাখবেন না।
11. যেকোনো কাজের অবস্থা সম্পর্কে স্পষ্ট ধারণা রাখুন। ভুলের পরিবেশ তৈরি করবেন না।
12. উদ্বিগ্নতাতে ব্যর্থ কল্পনা করবেন না, কিন্তু উদ্বিগ্নতা আসলে পুরো শক্তির সাহায্যে তার মোকাবিলা করুন।
13. যখন আজ আপনার, তখন কালও আপনার হবে,—এ ধরণের কথা মনকে দৃঢ়সম্পন্ন করে।
14. সফল ব্যক্তিদের জীবন-চরিত্র থেকে প্রেরণা লাভ করুন।
15. অত্যন্ত চিন্তা-ভাবনা করে যোজনা তৈরী করুন, কিন্তু একবার কার্য শুরু করা হয়ে গেলে তা সম্পূর্ণ করেই তবে বিশ্রাম নেবেন।

অধ্যায়—10

আপনি কী করতে পারবেন না?

নিজেকে চিনুন, নিজের শক্তিকে সম্পূর্ণভাবে জাগ্রত করুন। আপনার মধ্যে ঘুমিয়ে থাকা প্রতিভা আপনাকে দিয়ে সেই সমস্ত কাজ করিয়ে নেবে, যাকে আপনি এখনও পর্যন্ত কল্পনাতেই ভাবছেন। আপনার ক্ষমতার জাগ্রত হওয়ার সঙ্গো সঙ্গোই আপনি নিজেই বলতে থাকবেন—"আমিও কিছু করতে পারি।"

মানব-জীবন প্রকৃতির শ্রেষ্ঠ সৃষ্টি। অতএব মানুষের শ্রেষ্ঠতার সঙ্গো জীবন-যাপন করা উচিত। উচ্চ আচার-বিচার, উচ্চ ভাবনা, উন্নত আদর্শ অর্থাৎ উদার আর অন্যের জন্য মঙ্গালকারী ব্যবহারই মানুষকে শোভা দেয়। জীবনকে সার্থক আর উন্নত করবার জন্য মানুষকে শ্রেষ্ঠতার গুনগুলিকে জীবনের প্রতিটি মোড়ে গ্রহণ করা আবশ্যক। মানুষ হয়েও যারা জীবনের শ্রেষ্ঠত্বের সুখ গ্রহণ করতে পারেনা, তাকে অসফলই বলা হয়। লোকেরা নিজেদের সমস্যাকে যথাসাধ্য সমাধান করার চেষ্টা করে, কিন্তু হয়কি একটা সমস্যার সমাধান করতে করতেই আরেকটা সমস্যা এসে হামলা করতে সুযোগ পেয়ে যায়। যেমন— শারীরিক সমস্যার সঙ্গো যুদ্ধ করার জন্য আর্থিক সংকট এসে উপস্থিত হয় আর অর্থ সংকটের দিকে ধ্যান দিতে গিয়ে মানসিক

উদ্বিগ্নতা এসে ঘিরে ধরে। এইভাবেই একের পর এক কোন না কোন সমস্যা এসে সামনে আসতে থাকে। "এতে এখন আমি কিছুই করতে পারবনা । ওফ! আমি ক্লান্ত হয়ে গিছে, উৎকণ্ঠিত হয়ে গেছি" বিরক্ত হয়ে গিয়ে—এ ধরণের নিরাশাজনক চিন্তা-ভাবনা ঘিরে ধরে। এই অবস্থায় বুদ্ধি, চতুরতা, বিবেক, ধৈর্য্য আর দূরদর্শিতার সাহায্যে কাজ করা উচিত। শান্তচিত্তে এটা তৈরী করা দরকার কি লক্ষ্য পর্যন্ত পৌঁছতে কোন কাজটা শ্রেষ্ঠ। সম্পূর্ণ পুরুষার্থের সঙ্গো সেই পথে এগিয়ে যেতে হবে।

আমরা অনেক সময় দেখতে পাই—অধিকাংশ লোক উদ্বিগ্নতার সময় ঘাবড়িয়ে গিয়ে ধৈর্য্য হারিয়ে ফেলে। আর শীঘ্রতার জন্য কোনো বস্তুর স্থিতিকে চিনতে চেষ্টা করে না। ব্যাস্, ভেড়ার মতো একে অপরের পিছন পিছন চলতে থাকে আর উৎকণ্ঠাতে গভীর গর্তে পড়তে থাকে বা অত্যন্ত প্রবাহে নদীতে পাতার মতো বয়ে যেতে থাকে। নিশ্চেষ্ট হয়ে কোনো অনিশ্চিত লক্ষ্যের দিকে এগিয়ে যায় আর নিজেকে নষ্ট করতে থাকে।

একটা লোক-কথা আছে যে, পায়রারা বাসা বানাতে পারে না। তারা আড়াআড়ি-বাঁকাভাবে কাঠের টুকরো জমা করে তার ওপর শুয়ে থাকে। দমকা হাওয়া আসার সঙ্গো সঙ্গো সেই কাঠের বাসা ভেঙ্গো পড়ে। আর তার ডিম ও বাচ্চা নষ্ট হয়ে যায়। পায়রা অন্য পাখীদের কাছে বাসা তৈরী শেখানোর জন্য অনুরোধ করে। কয়েকটা পাখী তার অনুরোধ শুনে তাকে মজবুত বাসা বানানো শেখাতে আসে, কিন্তু পায়রা অবহেলার সঙ্গো সেই কাজ দেখে এবং বলে—"এ এমন কী বড়ো ব্যাপার? এমনতো আমিও বানাতে পারি।" অকৃতজ্ঞতাভরা তার এই কথা শুনে সব পাখীই মনমরা হয়ে নিজেদের ঘরে ফিরে যায়। বলে যায়—"তুমি যদি ভালো জানোই তবে আমাদের ডাকার কী প্রয়োজন ছিল?"

শেখা আর করাতে রুচিহীনতার জন্য আজও পায়রারা এবড়ো-খেবড়ো ঘর বানায় আর আগের মতোই প্রতিদিন তারা সেই ঘর ভাঙা দেখতে থাকে।

এই অবস্থা সেই মানুষেরও হয়, যারা নিজেদের কাজে কোনো অভিরুচি রাখে

না। নিশ্চেষ্ট থেকে খারাপ অবস্থার শিকার হয়ে থাকে। জীবনে ভালো-খারাপ ঘটনাতো ঘটতেই থাকে। সফলতাও পাওয়া যায় আর অসফলতাও, অনিষ্ট আর দুর্ঘটনারও কমতি থাকে না, কিন্তু মানুষকে তার বিবেক হারানো উচিত নয়। হয়কি, প্রতিকূলতার সময় মানুষ ভেঙে পড়ে। কখনও কখনও তারা কিংকর্তব্যবিমূঢ় হয়ে যায় কি করা উচিত আর কী করা উচিত নয়, কোনো সিদ্ধান্তও নিতে পারে না। সেই অবস্থা অত্যন্ত মারাত্মক হয়। উজ্জ্বল ভবিষ্যতে আশা একেবারে ধূমায়িত হয়ে যায়। মন-মস্তিষ্কের উর্বরতা, কল্পনা, বিচারধারার উপর বিপরীত প্রভাব পড়ে। বিচারই কর্মের প্রেরণা হতে পারে আর আমাদের উত্থান-পতনের কারণও। অতএব চিন্তা-ভাবনাতে সর্বদা দৃঢ়তা থাকা উচিত।

লক্ষ্যের প্রতিবদ্ধতা আর তাতে আপনার ইচ্ছাই সেই মূলমন্ত্র, যা আপনাকে সবকিছু করতে বাধ্য করে। এটাই সেই শক্তি, যা আপনারও ভিতরে 'আমি কি করতে পারি না' অথবা 'আমি সব কিছু করতে পারি,—এধরনের ভাবনাকে উৎপন্ন করতে মহত্বপূর্ণ ভূমিকা গ্রহণ করে। ইচ্ছাই আপনার ভিতরে সুপ্ত প্রতিজ্ঞাকে জাগ্রত করবে। ধৈর্য্য আর নিষ্ঠা—'আমি সব কিছু করতে পারি'—কে সার্থক করে তোলে। যে ব্যক্তিরা নিজের মধ্যে সুপ্ত প্রতিভাকে উপযুক্ত লক্ষ্যের দিকে নিয়ে যেতে পেরেছে, তারা সত্যিকারের পরিণামও হাতে হাতে পেতে থাকে। পরিস্থিতি যতই কঠিন হোক না কেন, নিজের চেষ্টায় ধনী হওয়া লোকেরা জীবনে মহত্বপূর্ণ সফলতা অর্জন করেছেন। কি ছোটো, কি বড়ো, কি সরল, কি কঠিন, যেমনই হোক না কেন, তাদের বিচলিত করতে পারে না। যতক্ষণ তারা সফলতা লাভ না করে নেন্, ততক্ষণ তারা নিশ্চিন্ত হয়ে বসতে পারেনা। তাদের মন সেখানেই আটকে থাকে। একটা নয়, এরকম অনেক উদাহরণ আছে, একা ব্যক্তি প্রমাণ করে দেখায়—যে তারা সবকিছু করতে পারে।

বেলগ্রেড নিবাসী ড্রেগিসা রেডওয়েজেবিক 17 বছর ধরে কঠিন পরিশ্রম করে বেলগ্রেডের দক্ষিণ-পূর্বের এক গ্রামে একটা চার্চ তৈরি করেন। এই চার্চের নক্‌শা তৈরী করা থেকে এর নির্মাণ এবং ভিতরের সজ্জা পর্যন্ত সমস্ত কাজ রেডওয়েজেবিক নিজেই করেন। আসলে এই চার্চ তৈরি করতে আরও কম সময় লাগা উচিত ছিল। কিন্তু সেই সময়

কমুনিষ্ট শাসনের ফলে কিছু প্রশাসনিক গণ্ডগোলের জন্য অনেক সময় নষ্ট হয়ে যায়। কিন্তু জেবিক মনে করেন এই কাজ শুরু করার আগেই আমার বিশ্বাস ছিল, আমি এই কাজ সম্পূর্ণ করতে, আমার লক্ষ্যের দিকে পৌঁছতে সক্ষম হবো। বিশ্বাস ছাড়া আমি এই কাজ করতেই পারতাম না।

এটাই নিষ্ঠা আর ধৈর্য্যের প্রতি বিশ্বাসের শক্তির প্রমাণ। বিশ্বাসই কাজের প্রতি নিষ্ঠা ও ধৈর্য্যের বীজ রোপণ করে দেয়। আর কার্যকে তার পরিণাম পর্যন্ত পৌঁছে দেয়।

হাওয়াই জাহাজ সেই সময় মানুষের কল্পনালোক পর্যন্তই সীমাবদ্ধ ছিল। কিন্তু যারা তাদের বিশ্বাসে অটল তারা সেই কল্পনাকে জীবন্ত করে তুলেছেন। এই কার্যে তাদের অনেক পুঁজি লাগাতে হয়েছে, আর না জানি কত রাত্রি নিদ্রাহীন কাটাতে হয়েছে। প্রথম জাহাজ খুব হালকা ছিল। বাঁশ আর ডান্ডা দিয়ে তৈরী ছিল। 25 হর্স পাওয়ার যুক্ত ইঞ্জিন এতো আওয়াজ করতো যে, যারা শুনতো তারা কালা হয়ে যেত। সেনাবাহিনীর একজন জেনারেল তাতে উন্নতির সম্ভাবনা দেখতে পান। আর 150 ডলারে সেটা কিনে নেন। সঙ্গে কিছু পুরস্কারও দেন। জাহাজটা আকাশে ওড়াতে সেই সাহসীদের কিছু সময় নষ্টও হয়, ভবিষ্যতের কল্পনাতে তাদের কাছে মৃত্যুও খুব সহজ মনে হয়েছিল। টেক্সাসের এক এ্যান্টিনার ফ্যাক্টরি তাকে সম্পূর্ণ পরিবর্তন করে, আর প্রথম জাহাজ আকাশে ওড়ে 60 ফিট পর্যন্ত উপরে উঠে সাত মিনিট পর্যন্ত স্থায়ী হয়। এই দুঃসাহসিক প্রচেষ্টারই প্রতিফল আজ বায়ুযান অন্তরিক্ষকে এপার-ওপার করতে সফল হয়েছে।

বিশ্বের সবচেয়ে উচ্চ শৃঙ্গা এভারেষ্টকে জয় করার জন্য স্যার এডমণ্ড হিলারিকে কে না জানে। উঁচু উঁচু পর্বত শিখরের প্রতি তাঁর মনে টান অনুভব হয়। মনে বিশ্বাসকে দৃঢ় করে নেন—ঐ উচ্চ শিখরে আমি পৌঁছব। আস্থাকে দৃঢ়তা প্রদান করে নিজের একাগ্রতা আর সাহসের শক্তির উপর নির্ভর করে এভারেষ্টে মানুষের প্রথম

পতাকা উত্তোলন করেন। যদি তিনি হিমালয়ে বরফাদৃত, উচ্চ শৃঙ্গ দেখে ভীত হয়ে যেতেন কখনই তাঁকে প্রথম এভারেস্ট বিজয়ী বলা যেত না।

একথা আপনার ক্ষেত্রেও প্রযোজ্য যে কার্যের বিশালতা বা অগোছালোভাব দেখে ঘাবড়াবেন না। বরং সহজভাবে সেই কাজের প্রতি নিজের আস্থা মজবুত করুন। ভাবুন আজ মানুষ চাঁদে পৌঁছে যাচ্ছে। এই বিশাল সমুদ্রকে পারাপার করে অসম্ভবকে সম্ভব করে তুলছে। তাহলে আপনি কেন পারবেন না? আপনিও এই পৃথিবীর একজন প্রাণী। আপনারও বুদ্ধি আছে। মস্তিষ্ক আছে। দু'টো হাত আর দু'টে পা আছে। সব কিছু একই আছে। কাজের ব্যাপারে শুধু ভাবুন এই কার্য শুধু আপনার জন্যই তৈরী হয়েছে। আর একে আপনাকেই সম্পূর্ণ করতে হবে। আপনার এই মনোবলই আপনাকে এই কার্য সিদ্ধ করতে সহায়তা করবেন। আর আপনার জীবনেও সার্থকতা প্রদান করবে। যে বীজ আপনার মনে অঙ্কুরিত আছে, তাকে বিকশিত করার দায়িত্ব আপনার। আপনি প্রসন্নতাতে ভরে উঠুন। নিরাশা, অসফলতা, অসম্ভবের মতো শব্দ নিজেই আপনার থেকে দূর হয়ে যাবে। চারিদিকে আপনার পুরুষার্থকেই দেখতে পাবেন। জীবনকে প্রগতিশীল দিশাতে নিয়ে যাওয়ার জন্য ধ্যান রাখুন।—

1. কাজের প্রতি নিজে আকৃষ্ট থাকুন।
2. নিজের প্রতিভাকে চিনে বিবেকের দ্বারা তার প্রয়োগ করুন।
3. কার্যের প্রতি নিজের বিশ্বাসকে দৃঢ় রাখুন।
4. 'আমি সব কিছু করতে পারি'—এ ধরনের কথাকে মস্তিষ্কে স্থান দিন।
5. অসম্ভব কিছুই নয়, এই ভাবনাতে দৃঢ় থাকুন।
6. মস্তিষ্ক থেকে অসফল হওয়ার চিন্তা বের করে দিন আর নিজের অন্তরের ক্ষমতাকে উচিতভাবে জানুন।
7. নিজের প্রতি সহানুভূতির সঙ্গে দোষ, দুর্গুণ অথবা দুর্বলতাকে নিরীক্ষণ করে তাকে দূর করুন।
8. নিজের স্বার্থের ব্যাপারে চিন্তা-ভাবনা বন্ধ করুন।
9. ঈশ্বর-প্রদত্ত ইচ্ছাশক্তিকে সমুচিত উপায়ে প্রয়োগ করুন, তার দিশাকে ব্যর্থ, নিরর্থক চলে যেতে দেবেন না।

10. জীবনের লক্ষ্যের প্রতি ধ্যান রেখেই জীবন তালিকা নির্ধারণ করুন।

11. মানসিক শক্তিকে নিয়ন্ত্রিত করে উপযুক্ত দিকে সঞ্চালিত করুন। চিন্তার লক্ষ্যকে সর্বদা সৃজনমূলক করে তুলুন।

12. প্রতিদিন সক্রিয় থাকুন, শরীরকে কাজের অভ্যস্ত রাখুন। এই কার্য-শক্তিই অসম্ভব কার্যকেও সম্ভব করে তুলতে পারে।

অধ্যায়—11

হিম্মত হারবেন না, রামকে বিস্মৃত হবেন না

কঠিন থেকে কঠিনতরো পরিস্থিতিতেও মানুষ মনোবল না হেরে অন্তত বিজয়কে বরণ করে—সংসারে যশ প্রাপ্ত করে আর সেটাই তার শ্রেষ্ঠতার প্রতীক।

মানুষ জন্মই ঈশ্বরের সর্বশ্রেষ্ঠ দান। এর থেকে বেশী মূল্যবান জিনিস তার সিন্দুকে আর নেই। যত সুবিধা আর সম্ভাবনা মনুষ্য জীবনে আছে, ততটা সৃষ্টির আর কোনো প্রাণীর শরীরে নেই। সমস্ত প্রাণীদের মধ্যে মানুষকে যে বৈশিষ্ঠ্য, বিশিষ্টতা এবং অসাধারণ ক্ষমতা দেওয়া হয়েছে, তার উপযোগ সেইসব প্রয়োজনেই করা উচিত, যার জন্য তাকে এই ধরণীতে পাঠানো হয়েছে। নিজের ক্ষেত্রে অপূর্ণতাকে পূর্ণ করা, সঞ্চিত কুসংস্কার থেকে মুক্ত হওয়া, বিশ্ব-উদ্যানকে সমুন্নত করে তোলা, এইসব সেই কার্য, যেখানে মানুষের মনুষ্যত্ব উজ্জ্বল হয়ে ধরা পড়ে।

সবাইকেই সারাদিন ধরে বিভিন্ন প্রকারের কাজ করতে হয়। তার পিছনে কোনো না কোনো উদ্দেশ্য লুকিয়ে থাকে। সৃষ্টি মানুষকে নিজের জেষ্ঠ্য রাজকুমার করে গড়েছে, আর তাকে এই দায়িত্ব সঁপেছে, যে সৃষ্টিকে সুব্যবস্থিত, সমুন্নিত আর সুসজ্জিত করে রাখতে তার হাত থাকে।

এই সঁপে দেওয়া উত্তরদায়িত্বকে ঠিক মতো পালন করতে পারার জন্য যে সাধনার প্রয়োজন সেটাও ঈশ্বর মানুষকে প্রদান করেছেন। ঠিক সেই ভাবে যেমন

সরকার উচ্চ আধিকারিকদের অধিকার দেন, তেমনি আবশ্যকতা সাধন করার জন্য উপকরণেরও ব্যবস্থা করেন। কারণ, সে যদি এটা না করে, তবে আধিকারিকদের পক্ষে সেই কার্য সম্পন্ন করা সম্ভব হবে না। দায়িত্ব অনুসারেই পুলিশদের হাতিয়ারও দেওয়া হয়। বিশাল ভাণ্ডারের চাবি উচ্চ অফিসারদের কাছে থাকে। সেনাপতির অধিকার থাকে সুসজ্জিত সেনার উপর। সম্পদ ভাণ্ডারের অধিকার দেওয়া হয় ধনরাশির সুরক্ষা করার জন্য। এর অতিরিক্ত যাকে যে কাজের ভার দেওয়া হয়, সে সেই কাজ নির্ধারিত প্রয়োজন অনুসারে পালন করে। নিজের কাজে সরকারি সম্পত্তিকে কাজে লাগানো উচিত নয়। যদি কেউ রাজস্বকে নিজের কাজে প্রয়োগ করে ফেলে, তাহলে তাকে ধন আত্মসাৎ করার অভিযোগে দোষী সাব্যস্ত করা হয় এবং তাকে জেলে পাঠানো ও তাকে চাকরি থেকে বের করে দেওয়ার মতো দণ্ড দেওয়া হয়। অর্থাৎ সমস্ত মানুষ জাতিরও অন্য প্রাণীদের থেকে সামাজিক প্রয়োজনীতা পূর্ণ করার দায়িত্ব অনেক বেশী।

মহতাকাঙ্খার আগুন এমনই যে, যতই তা পরিণতি লাভ করবে, ততই সেই ইচ্ছা আরও তীব্র হয়ে উঠবে। যারা বিশালতা লাভ করেছে তারাও নিশ্চিন্তে বসে থাকতে পারে না। যতই পাক না কেন, কমই মনে হয়, আরও বেশী পাওয়ার উৎকণ্ঠা সর্বদা তাকে তাড়া করতে থাকে। সোনার লঙ্কা পেয়েও রাবণ সন্তুষ্ট হতে পারেননি। সিকন্দর চেঙ্গিশ খাঁ ইত্যাদি আক্রমণ করতে আর ধনসম্পত্তি লুঠ করতে থাকেন। কিন্তু অ-মৃত্যু কোনদিন শান্তিতে জীবন-যাপন করতে পারেন নি। এই ধরনের মায়া-মোহতে কীভাবে মানুষ অধি-কায়িক সাধনা আর ঐশ্বর্য বাঁটোয়ারা করার লোভে সারা জীবন ভালো-মন্দ কাজ করতে থাকে কিন্তু যখন নিজের দিকে দৃষ্টি পড়ে তখন নিরাশা, অসফলতা আর ক্লান্তি ছাড়া আর কিছুই তার অধীনে থাকে না।

যা পাওয়া গেছে, তার মধ্যে ততটাই আপনার উপযোগী, যতটা আপনার ভোগ করতে পারার শারীরিক শক্তি আছে। যখন সীমিত অধিকারে আমরা আমাদের প্রয়োজন পুরো করে নিতে পারি তাহলে আমরা সন্তুষ্ট আর প্রসন্ন কেন থাকতে পারি না।

পঙ্গুতা কোনো অভিশাপ নয়। অনেক পঙ্গু ব্যক্তি তার নিজের বুদ্ধি, কৌশল আর ক্ষমতাতে পৃথিবীতে নিজের নাম উজ্জ্বল করেছেন। অতএব সর্বদা ধ্যান রাখুন অঙ্গাহীনতা দয়া নয়, সম্মান, সমানতা, সহযোগীতা ভালোবাসার সত্যিকারের অধিকারী।

হোমার তার নেত্রহীনতা সত্ত্বেও তার যুগের সমস্ত বাস্তবিকতাকে সুগভীরভাবে

উপলব্ধি করেছেন, পরীক্ষা করেছেন। ভালোবাসা কিংবা যুদ্ধ মানব-সম্বন্ধ বা শত্রুতা, অলৌকিক ধারনা কিংবা আধ্যাত্মিক বিশ্বাস, মানব প্রবৃত্তি বা সামাজিক বন্ধন, কোন এমন ভাবই নেই যা কবি হোমারের দৃষ্টি থেকে অজ্ঞাত থেকেছে। হোমারের নিকট বন্ধু তাঁকে ক্রমাগত উৎসাহ দিতে থাকেন। দোস্তোয়েবস্কী, যিনি 'ক্রাইম এন্ড পানিশমেন্ট' এর মতো বিখ্যাত উপন্যাস লিখে পৃথিবীতে নিজের বিশিষ্ট স্থান তৈরি করে নিয়েছেন। বাস্তবে তিনি একজন মানসিক রোগী ছিলেন। কিন্তু চিন্তা-ভাবনায় পরিবর্তন আনা প্রতিবেশীর সহযোগীতার কারণে এই অমর কীর্তি তিনি পৃথিবীকে দিতে পেরেছিলেন।

1940 সালে কার্লো টেক্সাসকে হাঙ্গেরির সর্বশ্রেষ্ঠ নিশানাবাজ ঘোষণা করা হয়। আর জাপানে সংগঠিত অলিম্পিক খেলাতে সম্মিলিত হওয়ার জন্য তাকে নির্বাচনও করা হয়। কিন্তু বিশ্বযুদ্ধ শুরু হয়ে যাবার জন্য তাঁকে খেলার ময়দান ছেড়ে যুদ্ধের ময়দানে যেতে হয়। 1945 সালে যুদ্ধ সমাপ্ত হয়। 1948 সালে অলিম্পিকে খেলার আয়োজন শুরু হয়ে যায়। টেক্সাসও তার অনুশীলন শুরু করে দেন। অলিম্পিকের খেলা শুরু হওয়ার দু'বছর বাকি ছিল। এর মাঝেই টেক্সাস মোটর দুর্ঘটনাতে সাংঘাতিকভাবে আহত হ'ন। এই দুর্ঘটনায় তাঁর ডান হাতও কেটে বাদ দেওয়া হয়। তাই দেখে বাড়ীর লোক, বন্ধু-বান্ধব, আত্মীয়-স্বজন সকলেই খুব দুঃখিত ছিল। যখন হাতই নেই তো, নিশানা কী করে করবে? তাদের সমস্ত আশা-আকাঙ্খা ধূমায়িত হয়ে যায়। কিন্তু আশার আলো টেক্সাসের মনে জাগ্রত ছিল। বাড়ীর লোকেদের দুঃখী দেখে সে একদিন চুপচাপ বাড়ী থেকে চলে যান। লোকেরা তার সাথে দেখা হওয়ার আশাও ত্যাগ করে দিয়েছিল।

1948 সালে লণ্ডনে অলিম্পিক খেলার আয়োজন করা হয়। লক্ষ্যভেদের প্রতিযোগীতাতে প্রথম হওয়া খেলোয়াড়ের ডান হাত ছিল না। লোকে আশ্চর্যের সঙ্গে বিজেতাকে

দেখতে লাগল। হাঙ্গোরীবাসী প্রসন্নতাতে উজ্জ্বল হয়ে ওঠে। বাঁ হাতে লক্ষ্যভেদ করা চ্যাম্পিয়নশিপ পাওয়া হাঙ্গোরীবাসী কার্লো টেক্সাস-ই ছিলেন।

এইভাবে হিম্মত আর পরিশ্রম যদি সঙ্গো থাকে তাহলে মানুষ সব কিছুই করতে পারে। ভগাবনকে স্মরণ করে কাজ শুরু করে দিন। যদি কোনো বাধা-বিপত্তি উৎপন্ন হয়, তো ঘাবড়াবেন না। মনের জোরের সঙ্গো কাজ করুন। যে কার্যসাধক হিম্মতের সঙ্গো কাজ করে, তাকে ভগবানও সাহায্য করেন। আর যারা মনের জোরই হারিয়ে ফেলে, তাদের কেউই সাহায্য করতে পারেনা। অতএব আপনি যেকোনো পরিস্থিতিতে নিজের মনোবল হারাবেন না, তাকে রক্ষা করুন। সমস্ত মনোবল ও শক্তি একসাথে থাকবে তবেই যেকোনো কার্যের সিদ্ধি হবে। চিন্তা আর কার্যকলাপ নিজের মনেই চলতে থাকবে। সাধারণ মানুষরা কেবল চিন্তা আর কর্মের ভার বহন করে কিন্তু মনোঃশক্তিসম্পন্ন মানুষ তার থেকেও বেশী—আত্মনিরীক্ষণ, আত্মশুদ্ধি, আত্ম-নির্মাণ আর আত্মবিকাশের চারটি উপায়কেও নিজের প্রয়াসে সম্মিলিত করতে থাকে। এইধরণের ব্যক্তিই প্রতিদিন নতুন জন্মরূপে আরম্ভ করে।

রে এওরী ইটালির একজন বিখ্যাত খেলোয়াড়। ছোটোবেলায় সে শুধু রোগা-পাতলাই ছিলেন না, সে অঙ্গাহীনও ছিলেন। সে ঠিকভাবে চলতে পারতেন না। ডাক্তার তাকে সেই পায়ের ব্যায়াম ও মালিশ করার উপদেশ দিয়েছিলেন। সঙ্গো তিনি বলেছিলেন—যদি এমন কোনো অঘটন ঘটে যায় তো উনি চলতে ফিরতেও সক্ষম হতে পারবেন। প্রথমে তার চলা, ঘোরা-ফেরা হুইল চেয়ারে করে হতো, কিন্তু তার মনের জোর আর আত্মবিশ্বাসের শক্তি তাকে কেবল নিজের পায়ে দাঁড় করায়নি, বরং সে লাফাতেও শুরু করে। লং জাম্পে সে এত উন্নত হয়ে যায় কি লোক বলতে থাকে যে, তার পায়ে স্প্রিং লাগানো আছে। এই প্রতিবন্ধী যুবক প্যারিস আর সেন্টলুইসে উঁচু লাফ, লম্বা লাফ, আর তৃতীয় লাফানোতে স্বর্ণপদক প্রাপ্ত করে এটা প্রমাণ করে দেন

যে শারীরিক অক্ষমতাকে মনোঃশক্তি আর আত্মিক বলের দ্বারাও জয় করা যায়।

সেইভাবেই আপনার জন্য সবথেকে মুখ্য কথা এই যে,—পরের দিনের সর্বোত্তম যোজনাবদ্ধ কার্যের রূপরেখা তৈরী করার উপযুক্ত সময় রাত্রিবেলা। রাত্রির বিছানায় শোয়ার আগেই তা তৈরী করা উচিত। আজ সারাদিন যা কাজ করেছেন, তার সমীক্ষাও রাতে বিছানায় শুয়ে করা উচিত। যা ঠিক করেছেন তার জন্য নিজেকে প্রশংসা করুন, যা ভুল করেছেন তার জন্য পরের দিন শোধরানোর জন্য নিশ্চয়তা করে নিন। পরের দিনের পরিস্থিতি অনুযায়ী সমস্ত কাজের তালিকা রাত্রে শোবার আগেই তৈরী রাখা উচিত। কারণ পরের দিনে চোখ খোলার সাথে সাথেই সারাদিনের কার্যক্রম তৈরী থাকলে কার্যে সহয়াক হবে। কার্য নির্ধারণে আগে চিন্তা করার সহায়তা পাওয়া যাবে। সেটাই আপনার জন্য সর্বদা সুখের ও উপযুক্ত হবে। মনোবল বৃদ্ধিতে এই তত্ত্ব মহত্বপূর্ণ বলে গণিত হবে। মনোবলই মানুষের সর্বশ্রেষ্ঠ মিত্র, যা তার সমস্ত অভিলাষকে পূর্ণ করার জন্য গুরুত্বপূর্ণ যোগদান করতে থাকে। সফলতার বাস্তবিক মন্ত্র মনোবলই। এটা যারা হারিয়ে ফেলেছে, তারা জীবনের সফরে থেমে গেছে; আর যারা ধরে রাখতে পেরেছে তারা সামনে এগিয়ে গেছে। সফলতার জন্ম মনোবলের গর্ভ থেকে হয়। তাহলে আজ থেকেই এই অভিব্যক্তির প্রচেষ্টা করা যাক না কেন? মনকে সংকল্পে বেঁধে নিন, মনোবল নিজেই আসবে, সফলতা আশে-পাশেই ঘুরতে থাকবে। শুধু এটা মনে রাখবেন—

1. বিষম পরিস্থিতিতে ধৈর্য্য এবং বুদ্ধি বিবেচনার প্রয়োগ করুন। আর পুরোপুরি মনোবলের সঙ্গে তার মোকাবিলা করুন।
2. ভীতু, মন্দবুদ্ধির মতো লোকেদের সাথে বেশী সম্পর্ক রাখবেন না।
3. অন্ধবিশ্বাসীদের ওপর কখনো বিশ্বাস করবেন না।
4. সময়ে আপনাকে ধোঁকা দেওয়া কোনো বন্ধু, সম্বন্ধী বা পরিচিত কাউকে কখনো আপনার গুরুত্বপূর্ণ কাজে সম্মিলিত করবেন না।
5. বন্ধুত্ব সবসময় সাহসী, মনোঃশক্তিসম্পন্ন, বুদ্ধিমান লোকেদের সাথে করুন।
6. মনকে উৎসাহিত করার মতো সাহস ও মনোঃশক্তিসম্পন্ন কথাবার্তা, কাহিনী ও চর্চা, ছবি, ঘটনাকে জীবনে স্থান দিন।

7. আপনি নিজেও সাহস ও আত্মবিশ্বাসে ভরা কার্যে অংশগ্রহণ করে নিজের শক্তি ও আত্মবিশ্বাসকে বাড়াতে পারেন।

8. নিজের সারাদিনের কাজের সমীক্ষা করুন। ভুলকে সংশোধন করুন আর ভালোকে প্রশংসা করুন।

9. যা কিছু করবেন, কোনো সংশয় ছাড়া। টানা-পোড়েনের অবস্থায় করবেন না। পুরো সতন্ত্রতা আর সাহসের সঙ্গে করুন।

অধ্যায়—12

নিজের ভাগ্য নিজেই রচনা করুন

হাতের উপর হাত দিয়ে বসে থাকলে কিছুই হবে না। আপনার দ্বারা কৃত প্রয়াসই আপনার ভাগ্য তৈরী করে। এটাই সত্য। অতএব সর্বদা সম্পূর্ণ বিবেকের সাথে কার্যশীল থাকুন।

সৌভাগ্য, অর্থাৎ ভাগ্যের ব্যাপারে একটাই সুনিশ্চিত কথা বলা যায় যে, সেটা মানুষের কর্মের অনুরূপই বদলায়। আপনি যেমন চেষ্টা করবেন, সেই অনুসারে আপনার ভাগ্যের নির্ধারণ হবে। অতএব আপনার ভাগ্যবিধাতা আপনি স্বয়ং। কার্যহীনতা অথবা অলসতা মানুষকে পতনের দিকে নিয়ে যায়। অলসতাই সেই শত্রু যা মানুষকে পতনের দিকে নিয়ে যায়। কর্মহীনতার সময়ে মানুষের মধ্যে দুর্বলতা, কাজে ফাঁকীবাজি, ভবঘুরে ইত্যাদি দুর্গুণ একসাথে চেপে ধরে। আর মানুষ অসহায় হয়ে এর সামনে নুয়ে পড়ে। সেটা সাংঘাতিকভাবে তার উপর আক্রমণিত হয়ে তার আত্মবিশ্বাসকে শেষ করে দেয়।

কর্ম জীবনের অনিবার্য লক্ষণ। কোনোও জীবিত প্রাণী কর্ম ছাড়া থাকতে পারে না। না চাইলেও তাকে কর্ম করতে হয়।

মনুষ্য প্রকৃতির সর্বশ্রেষ্ঠ দান। তার কাছে নিজের বুদ্ধি, আর বিবেক আছে। অতএব তার কাছে এটা চাওয়া অত্যন্ত স্বাভাবিক যে, প্রত্যেক ব্যক্তি তাদের বুদ্ধি,

বিবেচনা দিয়ে নিজেকে উন্নত করার মতো এবং সমাজের কল্যান করার মতো কর্ম করে।

মানুষ প্রায়শঃ নিজের স্বার্থের বশীভূত হয়ে অনেকবার এমন কার্য করে বসে, যা তার ও সমাজের পতনের কারণ হয়ে যায়। এই ধরনের কর্মকেই নিকৃষ্ট কার্য বলা হয়।

কর্মের মূল প্রেরণা আমাদের অন্তর্নিহিত ইচ্ছার আবশ্যকতা, আকাঙ্খাই দিয়ে থাকে। অতএব সমস্ত লোক এটাই চায় কি আমাদের কার্য আমাদের শীঘ্রই ভালো ফল দিক। কিছু লোক তো ফলের মোহতে কার্যই করে উঠতে পারেনা, যেখানে সত্যতা এই যে, এই ফল কোনো আলাদা বস্তু নয়, সেটা কাজেরই পরিণাম। অতএব কর্ম যেমন হবে, ফলও তেমনই হবে। পরিস্থিতির ফলে সেটা দেরী বা শীঘ্র হতে পারে, এইজন্য মানুষেরও উচিত ফলের ইচ্ছা ছেড়ে কর্মে লেগে পড়া। ভগবান শ্রীকৃষ্ন গীতাতে খুব সুন্দর ভাবে বুঝিয়েছেন—"কর্মণ্যে বাধিকারস্তে মাং ফলেসু কদাচিন।"

কর্ম করার জন্য মানুষের অধিকার আছে। অতএব ফলের চিন্তা না করে নিষ্কামভাবে কর্ম করে যাও। সফলতাতো কর্মের পরিণাম। তাতো কর্মের অনুসারে পাওয়া যাবেই। যারা ফলের চিন্তা করে তারা সম্পূর্ণ মনোযোগের সাথে কর্ম করতেই পারে না। অতএব কর্মের অপেক্ষিত ফল পাওয়া যায় না। এজন্য ব্যক্তিকে নিষ্কাম হয়ে সর্বদা কাজের প্রতি সমর্পিত থাকা উচিত, যাতে জীবনের অপেক্ষিত লক্ষ্যকে প্রাপ্ত করতে পারে। জীবনের সর্বোচ্চ শিখরকে ছুঁতে পারে।

অড়হরের ঝোপে ভরা এক জঙ্গালে এক বিধবা অত্যন্ত কষ্টের সঙ্গো তার ছেলেকে লালন-পালন করছিলেন। উনি ভাবতেন হয়ত তার ছেলেও তার মতো কাঠ-বিক্রয়কারী হবে। কিন্তু তার ভাবনার বিপরীতে গিয়ে ছেলে গারফিল্ড মাকে না জিজ্ঞাসা করেই নিজের ক্ষমতায় বিদ্যা অধ্যয়ন আর মহাপুরুষদের সান্নিধ্যে থেকে জীবনযাপন করার পথ খুঁজে নেয়। নিজে যোগ্য হওয়ার পর লোকসেবা শুরু করে দেয়। কিন্তু আর্থিক অবস্থা কাজ চলে যাবার মতো হয়ে গেছিল। কিন্তু সে সমাজের দৃষ্টিতে নিজেকে লোকপ্রিয় করে তোলে।

ছোট ছোট সিঁড়ি বেয়ে উঠতে উঠতে এই গারফিল্ড একদিন আমেরিকার রাষ্ট্রপতি হয়ে যান।

সাধারণভাবে বেশীরভাগ লোকের মনে এই ধারণা থাকে যে, ভাগ্যবান লোকেরা এমন কি করে, যা সামান্য লোকে করতে পারে না? পেনসিলওয়ানিয়ার মনো চিকিৎসক ডঃ স্টীফেন ফার্হের স্পষ্ট ধারণা যে—ভাগ্যবান লোকেরা নিজেদের বন্ধু বানাতে ও বাড়াতে জানে, তার মধ্যে একটা আকর্ষণ এমন থাকে যে অন্যেরা নিজে নিজেই তার সাথে বন্ধুত্ব করতে আসে। ডঃ ওরাহ এই গুণকে 'সংবাদ-ক্ষেত্র' নাম দিয়েছেন। তাঁর বিশ্বাস যে, তাদের চেহারার হাব-ভাব, গলার আওয়াজের ওঠা-নামা, শব্দের নির্বাচন, চোখের ভাষা, অঙ্গা-সঞ্চালন ইত্যাদি সব কিছু মিলিয়ে এই সংবাদ ক্ষেত্রকে তৈরী করে আর এই গুন-সম্পন্ন লোকেরা অন্যের নজরে খুব তাড়াতাড়ি এসে যায়।

আপনার বন্ধুত্বের সীমা যত বিস্তৃত হবে, জীবনের স্বর্ণময় অবস্থা আসার সম্ভাবনা ততই মজবুত হবে। অভিনেতা ক্রিক ডগলস এব্যাপারে সব থেকে বড়ো উদাহরণ। সেইসময় তার প্রথম পরিচিতি একজন অল্প পরিচিত অভিনেত্রী লারেন বেকলের দ্বারা হয়েছিল। সে যুবক ডগলস-এর অনেক বন্ধুদের মধ্যে একজন ছিলেন। বিভিন্ন ধরণের লোকেদের সাথে বন্ধুত্ব ছিল। ফলস্বরূপ তার উন্নতির পথ প্রশস্ত হতে থাকে। কোনো উচ্চাকাঙ্খা অকারণে আসে না। মানসিক স্ফূর্তি সেই তথ্যের উপরই তৈরী হয়, যা আপনার মস্তিষ্কে সঠিক উপায়ে দেখেছে, পরীক্ষা করেছে, আর গুনেছে, তার প্রতি কোন ইচ্ছা প্রতিষ্ঠিত করেছে। এই তথ্যের প্রতি আপনার ধ্যান না যেত, আপনার অবচেতন মন তাকে দেখে, শুনে আর বুঝে না নিত। আপনার অনুমান ঠিক। এর ভরসা কী? এই সমস্যা অনেকবারই সামনে আসতে পারে। উচ্চাকাঙ্খার ব্যাপারে সদা সফল হওয়াদের মধ্যে একজন, যে শেয়ার দালাল, তার বক্তব্য—"আমি প্রথমে নিজেকে প্রশ্ন করতাম, যে আমি এই সমস্যার ব্যাপারে পুরো চিন্তা-ভাবনা করে নিয়েছি তো? যদি এইসব প্রশ্নের উত্তর—হ্যাঁ হয় আর নিজের ধারণা মজবুত মনে হয়, তাহলে আমি তার উপর আমল দেওয়া নিশ্চিত করে নিতাম।

এখানে দু'টো সাবধানতা আপনাকে গ্রহণ করতে হবে। প্রথমতঃ এই যে লটারি আর জুয়া ইত্যাদির ব্যাপারে উচ্চাকাঙ্খা বা আশার মাঝে আলাদা আলাদা স্পষ্ট ধারণা রাখুন। একে একটার সঙ্গে আরেকটা মিলিয়ে সমস্যায় পড়বেন না। সর্বদা আপনার

আশাই প্রবল উচ্চাকাঙ্খার বেশ ধারণ করে আপনার সাথে ছলনা করতে আসে। এর সঙ্গো ভাগ্যশালীলোক দাতাও হন। আপনাদের কথা ছেড়ে দিলেও ভীতুদের মধ্যে হয়ত কেউ ভাগ্যশালী হতে পারে। সম্ভবতঃ সৌভাগ্যের সাথে সাহসও স্বাভাবিকভাবে এসে পড়ে। কিন্তু সাহস সহজেই সৌভাগ্যের রাস্তা খুলে দিতে পারে। এতে কোনোও সন্দেহ নেই।

পল গেরী কোটিপতি ছিলেন। তিনি তেলের ব্যবসাতে প্রচুর অর্থ উপার্জন করেন। নিজের ব্যবসার শুরুতেই উনি সীমার বাইরে গিয়ে কাজ শুরু করেছিলেন। কলেজে পড়ার সময় তাঁর লেখক হওয়ার ইচ্ছা ছিল। নিজের ইচ্ছা বদলে নেন এবং কূটনৈতিক দলে যোগ দান করার কথা ভাবেন। কলেজ থেকে বেরিয়ে যাবার পর, অক্লাহোমাতে তেলের খোঁজের কাজ তাকে খুব আকর্ষণ করে। তিনি সুযোগ বুঝে এই কাজে ভাগ্য পরীক্ষা করার জন্য সিদ্ধান্ত নেন। শুরুতে তেল উত্তোলনকারীদের সাথে কাজ করে টাকা উপার্জন করেন। যুবক গেরী সাহসী ছিলেন, কিন্তু অবুঝ ছিলেন না। উনি কখনো এমন সওদা করেননি যাতে লোকসান হলেও সাংঘাতিক কোনো সংকটে পড়তে হয়। তাঁর শুরুতে হয়ত কিছু ভুল ছিল, কিন্তু 1916 সালে তিনি তেলে ভরা কুঁয়ো পেয়ে যান। আর তার ভাগ্য বদলে যায়। সেই সময় গেরি মাত্র 23 বছরের ছিলেন।

তাহলে হলেন না উনি ভাগ্যবান? মেনে নিচ্ছি, আপনি করতে পারবেন না, কিন্তু সত্য এটা যে গেরি নিজেই নিজেকে এই সৌভাগ্যের যোগ্য করে তুলেছেন। তিনি ভেবে-চিন্তে প্রতিটি পদক্ষেপ সঠিক নিয়েছিলেন। তিনি কি জানতেন তেলের যে কুঁয়ো নিচ্ছেন সেটা তেলে ভরা থাকবে? সত্যিই তার এটা জানা ছিল না। যা যা এ সম্বন্ধে খোঁজ নেওয়ার ছিল, তা সব নেওয়ার পরেও নিশ্চয় করে কিছু বলা যায় না। স্বয়ং গেরির কথা হল—"সাহসের কাজে বাধা তো আছেই, কিন্তু সেটা বিপদের সাথেই শিখতে হয়। তার জন্য তৈরী থাকতে হয়। যদি আপনি শুরুতেই নিশ্চিত ফলের দিকে পৌঁছতে চান, তাহলে কোনো কাজ করতে পারবেন না। এতে গতিরোধ

করতে থাকে।” এইভাবে ভাগ্যশালী লোকেরা এইরকম কোনো অবস্থাকে দুরে রাখতে জানে, যা মন্দ থেকে মন্দতর করার মতো, এই উপায় তো খুব সহজ, কিন্তু অনেক লোক, বিশেষ করে ভাগ্যহীনরা একে শেখার কখনো চেষ্টাই করে না।

নিজের চেষ্টাতে ধন-কুবের হওয়া সুইজারল্যান্ডের একজন ব্যাঙ্কারের এ ব্যাপারে বক্তব্য হলো—

আপনার যদি কোনো সিংহের সাথে দড়ি ধরে ধ্বস্তাধ্বস্তি চলতে থাকে, আর আপনার শক্তি কমজোর হয়ে যায় তো আপনি কী করবেন? আপনি নিজের দড়ি বাঁচাবার চেষ্টা করবেন? না, সিংহ দড়ি টেনে আপনার হাত পর্যন্ত এসে পৌঁছেছে, তার আগে তাকে ছেড়ে দেওয়াতেই আপনার ভালো। কারণ দড়ি গেলে বাজার থেকে অন্য দড়ি আনতে পারবেন, কিন্তু আপনার হাত নয়। এইভাবে সতর্ক ভাগ্যশালী লোকেরা পূর্ব থেকেই কাজের এই ধূমায়িত আচ্ছন্ন অবস্থার সম্ভাবনাকে সর্বদা খেয়াল রাখে। এইভাবে বিপদ থেকে নিজেদের সর্বদা সতর্ক রাখে আর তাকে ন্যুনতম রাখতে সফল হয়। এব্যাপারে পঁল গেরির বক্তব্য—“আমি যদি কোনো ব্যবসা করি তো, আমার দৃষ্টিতে সবচেয়ে বেশী লক্ষ্য থাকে যে, যদি কোনো ঘটনা গণ্ডগোল হয়ে যায় তো তার থেকে বাঁচার উপায় কী?

অতি ভাগ্যবানদের নিরাশাবাদের এই নিয়ম প্রকাশ করার জন্য বোঝান যায় যে—যদি কোনো জিনিস নষ্ট হতে পারে, তবে এটা মনে করে চলুন যে সেটা অবশ্যই খারাপ হবে। ভুল ধারণা নিয়ে চলবেন না যে সৌভাগ্যের কৃপা সর্বদা আপনার ওপর বজায় থাকবে। তবে সাবধানতার হাত কখনো ছাড়বেন না।

আপনার ভাগ্যে সব কিছু লেখা আছে। আপনিও আপনার ভাগ্য নিজেই নির্মাণ করতে পারেন। ব্যস্, কার্য তার নিজের পথেই এগোতে থাকবে। ভাগ্য আপনার প্রতীক্ষায় বসে আছে। প্রায়শঃ এটাই মেনে নেওয়া হয় যে—ভাগ্যশালী মানুষ তারাই, যার ওপর এই সৌভাগ্যের কৃপা আছে। কিন্তু ভাগ্যশালী মানুষ কখনও এটা মেনে চলে না যে তাদের ওপর সৌভাগ্যের কৃপা বা দয়া-দৃষ্টি আছে। তারা মনে করেন, সৌভাগ্য চঞ্চল হয়, তাকে কর্মের দ্বারাই প্রাপ্ত করা যায়। আপনাকে এই কর্ম সংঘর্ষের জন্য তৈরী থেকে নিজের ভাগ্যকে তৈরী করতে হবে। পরিশ্রম ছাড়া কিছুই

অর্জন করা যায় না। দৃঢ়-নিশ্চয়তা আর সত্যিকারের কর্মের দ্বারাই আপনি সবকিছু অর্জন করতে পারেন। অতএব আপনাকে লক্ষ্য রাখতে হবে।—

1. আপনি যদি কোনো গুরুত্বপূর্ণ পদে কাজ করার সুযোগ পান, যে কাজ আপনার অজানা নয়, তাহলে আপনার সেটা স্বীকার করা উচিত।
2. ধারাবাহিক পথ ছেড়ে নতুন পথে চলতে দ্বিধাগ্রস্ত হবেন না। যখন কোনো ভালো সুযোগ আসে, তা মনোবলের সঙ্গে স্বীকার করা উচিত।
3. গুরুত্বপূর্ণ কাজে কখনো অবিবেচনা বা হটকারিতার স্থান দেবেন না।
4. নিজের ব্যক্তিত্ব প্রকাশে বিশেষ নজর দিন।
5. আপনার বন্ধুত্বের জগতকে বিস্তার করুন। কে জানে কখন কোন বন্ধু কীভাবে আপনার ভাগ্যকে সুসজ্জিত করে।
6. মনের ভিতরে উৎপাদিত উচ্চাকাঙ্খাকে সমুচিত সম্মান করুন। তাকে ব্যর্থ হতে দেবেন না। তাকে সদপোযোগী করে তুলুন।
7. আপনার ভিতরে বীরত্বের ভাব উৎপন্ন করুন আর তাকে মজবুত করে তুলুন। বীর মনোভাবাপন্ন ব্যক্তিদের সহজে কেউ ভাঙ্‌তে পারে না।
8. বীরত্ব আর দুঃসাহসের পার্থক্য নিশ্চয় করবেন।
9. কাজ আরম্ভ হওয়ার আগে তার থেকে লোকসান থেকে বাঁচার উপায় ভাবুন। যতদুর সম্ভব তার থেকে বাঁচার চেষ্টা করুন।
10. হঠাৎ আসা কোনো উদ্বেগ বা সমস্যার সম্মুখীন হওয়ার জন্য নিজেকে সর্বদা তৈরী রাখুন।
11. অলসতার রোগ মারাত্মক। একে আশেপাশে আসতে দেবেন না। দো-টানা ভাবও জীবন থেকে দুরে সরিয়ে রাখবেন।
12. 'নিজের ভাগ্যকে নিজে তৈরী করা' মানুষদের আপনার আদর্শ করে নিজের কাজ শুরু করুন।

অধ্যায়—13

অসফলতাই সফলতার জননী

যে দুঃখ সহ্য করেনি, সে সুখের মিষ্টতা কী করে অনুভব করবে? যে কাঁদেনি, সে ঠিক করে হাসতেও পারেনা। যে হার-জিত দেখেনি, সে পুরুষার্থের মাহাত্ম্য কীভাবে বুঝবে? যার সন্দেহ করা আসেনা, সে সঠিকভাবে চিন্তাও করতে পারে না।

হ্যাঁ, ওপরের সব কথাই সত্য। এটা জীবনের এমন এক সত্য, যাকে আমরা সবাই খোলা চোখে দেখি এবং একটা সাধারণ ঘটনা মাত্র মনে করে ভুলে যায়। ব্যস্, এই দুর্বলতাই জীবনের জন্য দুঃখজনক হয়ে ওঠে। দুর্বলতাই অসফলতার কারণ হয়ে ওঠে। যদি আপনি আপনার জীবনকে বিশ্লেষণ করেন তবে, আপনি দেখবেন, আপনি জীবনটাকে পুরোপুরি উপভোগ করে বাঁচতে পারছেন না। যে জিনিসটাকে আপনি ভুল বা গুরুত্বহীন মনে করে ত্যাগ করছেন, সেই ভালো জিনিসটাই আপনার কাছে আসতে দেয় না, আর সেটাই আপনার দুঃখের কারণ হয়ে যায়।

আপনি যে কাজই হাতে নেন, তাতে আপনার সম্পূর্ণ শক্তি লাগিয়ে দেন, তবুও কখনও কখনও অসফল থেকে যান আর আপনি এই অসফলতাকে নিজের বুকে চেপে বসে থাকেন। তাকে ভোলেন না। ব্যস্, এই আসক্তিই আপনার দুঃখের সবচেয়ে বড়ো কারণ। আপনি জানেন যে, সে আপনাকে আঘাত দিচ্ছে, তবুও আপনি তার

থেকে মুক্তি পাচ্ছেন না। এটা মানসিক দুর্বলতা আর এই মনের দুর্বলতার দ্বারা মানুষ পরিস্থিতির দাস হয়ে যায়। দুর্বলতার জন্য মানুষ সব রকমের শারীরিক, মানসিক দুঃখ পেতে থাকে। বলই জীবন আর দুর্বলতাই মৃত্যু। আজ লক্ষ লক্ষ কোটী কোটী কীটানু আপনাদের আশে পাশে ঘুরে বেড়াচ্ছে। আপনাদের রোগ-প্রতিরোধ ক্ষমতার দ্বারা নিজেদের সুস্থ্য রাখতে সফল হ'ন। সেইভাবে আপনি আপনার মনোঃশক্তির দ্বারা এই দুঃখরূপী কীটানুদের নষ্ট করে সফলতাকে বরণ করতে পারেন।

সফলতা আপনার জন্যই তৈরী হয়েছে কারণ যতক্ষণ আপনি কার্যকে সফল করার জন্য চেষ্টা না করবেন, তো কীভাবে আপনি সফলতা পাবেন! হ্যাঁ, এটা হতে পারে যে, কোনো কারণে পুরোপুরি পরিশ্রম করা সত্ত্বেও আপনি অসফল হলেন। সেই অসফলতা থেকে আপনার নিরাশ হওয়া উচিত নয়। অসফলতা পাওয়ার পরও চেষ্টাকে টিঁকিয়ে রাখা লোকেরাই এক দিন-না এক দিন সফলতা অর্জন করতে পারেন।

'আমি অন্তরিক্ষের রহস্য জানব।'—ছোট ছেলের বায়নাতে বাবা-মা অস্থির। পাড়া প্রতিবেশীরা ঠাট্টা করতে থাকে। কিন্তু ছোটো ছেলেটির উপর এসব কথার কোনো প্রভাব পড়ে না। সে সারাদিন গ্রহ-নক্ষত্রের সম্বন্ধে না জানি কত আজব কথা বলতে থাকত। সমস্ত আত্মীয়-স্বজন উদ্বিগ্ন ছিল। তখনকার দিনে টেলিস্কোপের মতো বৈজ্ঞানিক যন্ত্রও ছিল না, যাতে সেটা ছোটো ছেলেটির কোনো কিছু সাহায্য করতে পারে। সারাদিন সে সূর্যের দিকে চেয়ে বসে থাকত। কখনো তার মুখ থেকে কাতর প্রার্থনা শোনা যেত। সময় এগিয়ে যায়। তার প্রার্থনা আরও গভীর হতে থাকে। একদিন সবাই হতভম্ব হয়ে গেল যখন তিনি সূর্যদেবের কৃপাতে পাওয়া দিব্যদৃষ্টির দ্বারা যথার্থ আকাশ-মণ্ডলের গণনা করতে শুরু করেন। বলা হয় ভগবান সূর্য প্রথমবার তার নিষ্ঠা, নির্ভয়তার পরীক্ষা নেওয়ার জন্য বরাহের রূপে আসেন। সূর্য (মিহির) আর বরাহের প্রথম দর্শন পাওয়ার জন্য বালকের নাম বরাহমিহির হয়। কোন যন্ত্র-উপকরণ ছাড়াই তাঁর করা এই

গ্রহের গণনা আজও বহুমূল্য উপকরণে সুসজ্জিত প্রয়োগশালাতে কর্মরত গ্রহ-বিজ্ঞানীদের চমকিত করে দেয়।

এটা পরিস্কার যে অসফলতাই সফলতার জননী। আপনার চিন্তা-ভাবনার সবচেয়ে বড়ো দোষ এটাই যে, কোনো কাজ করার সময় লক্ষ্যের উপর বেশী নজর দেওয়া। আপনার জন্য লক্ষ্য এত বেশী আকর্ষক আর মোহপূর্ণ হয় যে, আর সেটা আপনার মনের উপর এত বেশী প্রভাব ফেলে, আপনি আপনার কৃতকার্যের ছোট ছোট ব্যাপারগুলিকে অবহেলা করতে থাকেন। কিন্তু যদি কখনও অসফল হওয়ার কারণগুলিকে অনুসন্ধান করতে যান, তো নিরানব্বই ভাগ এটাই দেখতে পাবেন যে, কারণ আপনার সাধনার দিকে পর্যাপ্ত ধ্যান না দেওয়া। আপনার প্রয়োজন আপনার লক্ষ্যের প্রতি পর্যাপ্ত ধ্যান দেওয়া। তাকে মজবুত করে তোলা আর তাকে পূর্ণতা দেবার জন্য কার্যের প্রতি নিজেকে সমর্পিত করা। যদি আপনার সাধনা সম্পূর্ণ সঠিক হয়, লক্ষ্যের দিকে নিয়ে যাওয়ার মতো হয়। আপনি কার্যের নিয়মকানুন সম্পূর্ণ অবগত আছেন, আর আপনি সম্পূর্ণ পরিশ্রম আর ধৈর্য্যের সাথে কার্যে লেগে থাকেন, তাহলে কার্যের পরিপূর্ণতা পাবেনই। এতে কোনো সন্দেহ নেই। কিন্তু আপনি এসব সহজেই ভুলে যান, যে কারণই কার্যের জন্মদাতা। কার্য নিজে নিজেই জন্ম নিতে পারে না, আর যতক্ষণ কারণ সঠিক, যোগ আর সক্ষম না হয়, তো কার্যের উৎপত্তিই হবে না। একবার যদি আপনি আপনার লক্ষ্য ঠিক করে নেন, আর সেটা লাভ করার সমস্ত রকম পদ্ধতি পাকা থাকে, তাহলে আপনি নিশ্চিন্তভাবে কাজে লিপ্ত হতে পারেন। এজন্য অসফলতা থেকে মুক্তি পাওয়ার জন্য সাধনার দিকে লক্ষ্য দেওয়াটাই সফলতার সুগম পথ। শ্রীমদ্ ভগবদ্গীতাতেও এই উক্তি করা হয়েছে।—

কাজ যেরকমই হোক, নিজের মন সেইদিকে পুরোপুরি সংলগ্ন করতে হবে। কিন্তু তার সাথে খেয়াল রাখতে হবে আমরা তাতে অসফল না হয়ে যায়, অর্থাৎ নিজের কর্ম (লক্ষ্য) থেকে কোনো ব্যাপারেই যেন আমাদের দৃষ্টি না সরে যায়। তবুও আমাদের সেই শক্তি যেন থাকে যাতে আমরা ইচ্ছানুসারে সেই কার্যকে ছাড়তে পারি।—

জীবনে সফলতাও পাওয়া যায় আর অসফলতাও। এখানে আনন্দ আছে, দুঃখও আছে। তবুও এই জীবন সর্বদা সবুজ-সুন্দর থাকতে পারে। যদি আপনি বন্ধনে

আবদ্ধ না হয়ে জীবনের যথার্থতা উপলব্ধি করতে পারেন। অকারণ কল্পনা-লোকে জীবনের বহুমূল্য মুহূর্তকে নষ্ট না করেন। কারণ কল্পনা শক্তি দ্বারা আপদ-বিপদের চিত্র মস্তিষ্কে থাকলেও তার সত্যিকারের জ্ঞান থাকে না, যতক্ষণ না আপনি তাকে প্রত্যক্ষভাবে অনুভব করতে পারছেন। দুর থেকে ফুলের বাগান ও তার পাখীরা আপনাকে দেখার সুখ দিতে পারে, কিন্তু সত্যিকারের জ্ঞান এবং আনন্দ আপনি তখনই পাবেন যখন আপনি তার কাছে যাবেন। লক্ষ্য রাখবেন, অসফলতা আপনাকে অসফলতার থেকে বাঁচার ও সফলতা পাওয়ার পথ প্রশস্ত করে, সেটা ব্যর্থ নয়।

> *প্রখ্যাত ইঞ্জিনিয়ার প্রো. এম. বিশ্বেসরৈয়া একটি গ্রামে আসেন। গ্রামের একটি পাঠশালাতে ছাত্ররা আর অধ্যাপকরা তাকে কিছু বক্তব্য রাখতে বলেন। বিশ্বেসরৈয়া তাদের অনুরোধ-উপরোধে কিছু বক্তব্য রেখে বসে পড়েন। তারপর একসপ্তাহ পার হয়নি। বিশ্বসরৈয়ার এক বন্ধু ঐ পাঠশালায় আসেন, সেই অনুসারে সেই সপ্তাহে তিনি একটি নতুন বক্তব্য রাখবেন বলে ঘোষণা করেন। সকলেই খুব আশ্চর্য হয় যে, সেদিন তিনি তাদের এত আগ্রহ সত্ত্বেও সামান্য বক্তব্য রেখেই চলে গিয়েছিলেন। আজ আবার এত দূর থেকে কেন আসছেন? তিনি সঠিক দিনে সঠিক সময়ে পৌঁছে গেলেন। লম্বা ভাষণ দিলেন। সকলকে দ্বিতীয়বার আসার কারণ বলেন—সেদিন তিনি বিনা প্রস্তুতিতে ভাষণ দিয়েছিলেন। বিনা প্রস্তুতিতে করা কাজ ঠিকমতো করা হয় না। সেদিন আমার ভাষণও সেই রকম অব্যবস্থিত ছিল। এখন আমি এক সপ্তাহ ধরে প্রস্তুতি নিয়ে ভাষণ তৈরী করতে পেরেছি। সারা জীবন আমার কার্য-ক্রম এরকমই থাকে। তাকে আমি নষ্ট করতে চাই না। তাই ভুল শোধরানোর জন্য আমি দ্বিতীয়বার এসেছি।*

বিশ্বেসরৈয়ার বিশ্বের মহান ব্যক্তিত্বের মধ্যে নিজের একটা স্থান আছে। কিন্তু

উপরোক্ত উদাহরণ থেকে এটা স্পষ্ট যে, এত বিদ্বান হওয়া সত্ত্বেও তিনি বিনা প্রস্তুতিতে কোন কার্য করেন না। যতই আপনি প্রতিটি কার্যে অসফল হ'ন, যতই লোকসান হোক না কেন আর দুঃখ পেতে হোক না কেন, তবুও আপনি ধৈর্য্যসহ, বিবেকপূর্ণ কার্যে লেগে থাকুন। এই অসফলতার অন্ধকারেই আপনি সফলতার আলো দেখতে পাবেন। প্রকৃতি চায়—আপনি প্রতিক্রিয়া করুন। ঘুসির বদলে ঘুসি, আর চোটের বদলে চোট দিন। আসুন, নিজের অভিমান ছাড়ুন আর মনে করে নিন, আপনার উপর আসা কোন আপদ এমনিই নয়, যার আপনি পাত্র ছিলেন না। কখনও অকারণে কোন চোট লাগে না। এমন কোনো খারাপ নেই যা আপনি ডেকে আনেন না। আত্মবিশ্লেষণ করলে দেখতে পাবেন, প্রত্যেকটা আঘাতের কারণ আপনারই কমজোরি। একে শোধরান। মনে আত্মবিশ্বাস আনুন যে—'এবার দেখব আঘাত কীভাবে আসে।'

যতক্ষণ আমার সাধ্য থাকবে আমি একাজ সম্পূর্ণ করেই ছাড়ব। তারপর দেখুন লক্ষ্যবদ্ধতা আপনাকে অসফলতা থেকে মুক্তি নিশ্চয় দেওয়াবে। ঘাবড়াবেন না, অসফলতা আপনার প্রয়োজনের জন্যই তৈরী হয়েছে। এর থেকে শিক্ষা নিয়ে সফলতাকে বরণ করুন। লক্ষ্য রাখুন।—

1. কোনো কাজ খারাপ হলে, বিগড়ালে অথবা না হওয়ার দশাতে নিজের উপর কায়েম হতে দেবেন না।
2. অসফলতার কারণগুলিকে সম্পূর্ণভাবে জানার চেষ্টা করুন।
3. কোনো কার্য নষ্ট হলে কোন চিন্তা না করে দ্বিতীয়বার করার প্রচেষ্টা টিঁকিয়ে রাখুন।
4. নিজের চেষ্টাকে ততক্ষণ টিঁকিয়ে রাখুন, যতক্ষণ না সফলতা প্রাপ্ত হচ্ছে।
5. অসফলতাপ্রাপ্ত লোকেদের অনুভবকে নিজের লক্ষ্যহেতু প্রয়োগ করুন।
6. গভীর বিচার-বিবেচনা ও জ্ঞান, অসফলতাকে দূর করে।
7. অসফলতা আসলে ঘাবড়াবেন না, শান্ত মস্তিষ্কে তাকে দূর করার চিন্তা করুন।
8. নিজের ত্রুটি থেকে শিক্ষা নিয়ে তাতে পরিবর্তন আনুন।

9. তাড়াতাড়িতে কোনো কাজেই আমল দেবেন না, না কোনো কাজে সিদ্ধান্ত নেবেন।

10. অন্য সকল সম্পন্ন কার্যের সম্বন্ধে খোঁজ-খবর করুন।

11. এক-এক পা করে এগিয়ে কাজকে সম্পূর্ণ করুন আর কার্য সম্পন্ন করার জন্য অধৈর্য্য হবেন না।

12. প্রতিটি অবস্থাতে আত্ম-বিশ্বাস অক্ষুণ্ণ রাখুন। আত্মবল, বিবেক, ধৈর্য্য, পরিশ্রম আর সত্যিকারের একাগ্রতা যাদের আছে, তাদের পক্ষে কিছুই অসম্ভব নয়।

অধ্যায়—14

আত্মবিশ্বাস কীভাবে জন্ম নেয়

মানুষের গর্তে পড়ে যাওয়া, ঢালের দিকে জল গড়িয়ে যাওয়ার মতোই সরল। পতন থেকে রক্ষা পাওয়া বা পড়ে গিয়ে ওঠা কঠিন। এতই কঠিন যে আত্মবিশ্বাস ছাড়া কোনো অন্য প্রকারে সেখান থেকে বাঁচার কোনো উপায় নেই।

জীবনরূপী যুদ্ধ জেতার এবং মহান কার্য সম্পন্ন করার জন্য আত্মবিশ্বাসকে জাগিয়ে রাখা অত্যন্ত আবশ্যক। কারণ যে-কোনো মহান কার্য পূরণ তখনই হয়, যখন মানুষ সমস্ত গুণ আর সমগ্র শক্তি নিয়ন্ত্রিত আর নিয়োজিত করে কাজে মন সংলগ্ন করে। শক্তিকে নিয়োজন বা কেন্দ্রীকরণ করার কাজ একমাত্র আত্মবিশ্বাস দ্বারাই সম্ভব হতে পারে। আত্মবিশ্বাস জেগে ওঠার সাথে সাথেই সমস্ত শক্তি নিজেই জেগে ওঠে আর নিজেরাই একজোট হয়ে কার্য সম্পাদন করতে তৎপর হয়ে ওঠে। এই ধরনের অটুট পুরুষার্থী ব্যক্তির জন্য এমন কোনো ধ্যেয়, উদ্দেশ্য আর লক্ষ্য দুঃসাধ্য হতে পারে? তারা তো অসম্ভবকে সম্ভব আর অসাধ্যকে সাধ্য করে তোলে।

আত্মবিশ্বাসের বাস্তবিক অর্থ নিজের উপর বিশ্বাস, নিজের আত্ম-সত্তাতে বিশ্বাস। নিজের মাংসকে পিণ্ডরূপী শরীর না মনে করে আত্মা মনে করা আর তাকেই প্রকাশ করার জন্য প্রেরিত হওয়া। এটাই আত্মবিশ্বাস, যা নিজের অজেয় সত্তাতে বিশ্বাস

করে। নিজের জীবনের সার্থকতা, মহত্ত্ব আর উপযোগীতাকে স্বীকার করে, তাকে অনুভব করে, সেই আত্মবিশ্বাসী হয়। এই তত্ত্বকে ব্যক্ত করার জন্য কার্লাইল বলেছেন—"আত্মবিশ্বাস সেই শক্তি, যা সহস্র বিপত্তির সাথে মোকাবিলা করে তাতে জয়লাভ করতে পারে।" নিজের ওপর বিশ্বাস রাখুন।

ইমারসন বলেছেন—দীর্ঘকাল ধরে মানুষ বাহ্যিক উপকরণের ওপর ভরসা করে আসছে আর আজ এখনও করে। তারা তাদের ভগবান প্রদত্ত ক্ষমতা, সরলতা আর গৌরবের সাহায্যে কখনও নিজের পায়ে দাঁড়াবার চেস্টা করে না। যে সামান্য পরিমাণে মানুষ নিজেদের এই উপকরণের সাহায্যে প্রতিষ্ঠিত হবার আদর্শ স্থাপিত করেছেন, সেইসব মানুষেরাই মানব ইতিহাসে জন-নায়ক হিসাবে চিহ্নিত হয়েছেন। এখানে সেই ব্যক্তিই নায়ক, যে নিজের প্রতিভাকে নিজেই মুখরিত করে অর্থাৎ ধৈর্য্যের সাথে সবকিছু সহ্য করতে পারে। যে ব্যক্তির মধ্যে এই প্রবল ভাবনা আছে, সেই তার নিজের বলের ওপর সুস্থির থাকতে পারে। আত্মবিশ্বাসই মানুষকে তার তুচ্ছতা থেকে মহানতার দিকে এগিয়ে দেয়। সারা পৃথিবীর নেতৃত্ব শাসন সেই করতে পারে, যার নিজের উপর মহান বিশ্বাস থাকে। সে নিজের ওপর বিশ্বাস রেখেই পৃথিবীর সকলকে প্রভাবিত করে।

ফ্রান্স অনেক বড়ো দেশ, হল্যান্ড ছোট দেশ। একবার ফ্রান্স হল্যান্ডের উপর আক্রমণ করে, কিন্তু অনেক চেস্টা করেও সে হল্যান্ডের উপর বিজয়লাভ করতে পারে না। ফ্রান্সের শাসক সেনাপতিকে ডেকে জিজ্ঞাসা করেন—কারণ কী যে আমরা শক্তিশালী হওয়া সত্ত্বেও ছোট একটা দেশকে জিততে পারলাম না। সেনাপতি নম্রতার সঙ্গে বলেন—লড়াই শুধুমাত্র শক্তির দ্বারাই জেতা যায় না, সেই দেশের নাগরিকদের আত্মবিশ্বাস আর সহনশীলতাও তার সাথে মিশে থাকে। সেদিক থেকে হল্যান্ডের নাগরিকরা আমাদের থেকে অনেক বেশী এগিয়ে আছে আর তারা সহজভাবে কখনও পরাজয় স্বীকার করে না।

ফ্রান্সের সেনাপতির এই কথা সত্য, কারণ যখন আপনার নিজের ওপরই বিশ্বাস না থাকে, তাহলে সফলতা কীসের? সফলতা তখনই আসে, যখন আপনার নিজের ওপর বিশ্বাস থাকবে।

ডঃ রামমোনোহর লোহিয়া যেমন দেশ ভক্তিতে পরিপূর্ণ ছিলেন, তেমনি আত্মবিশ্বাসও তাঁর মধ্যে রন্ধ্রে রন্ধ্রে

সম্পূর্ণভাবে বর্তমান ছিল। যখন তিনি জাহাজ থেকে মাদ্রাজে বন্দারগাহতে নামেন, তখন তার কাছে কলাকাতায় আসার টিকিটের জন্য টাকাও ছিল না। সেই ভাড়ার ব্যবস্থা তিনি অদ্ভূত উপায়ে করেন। বন্দারগাহ থেকে হেঁটে তিনি বিখ্যাত খবরের কাগজ 'হিন্দু'-র কার্যালয়ে উপস্থিত হ'ন, আর সম্পাদকের সাথে দেখা করেন। তিনি সম্পাদককে বলেন তার কাগজের জন্য তিনি দু'টি লেখা দিতে চান। সম্পাদক বলেন—দিন। কোথায় লেখা? তিনি বললেন, কাগজ কলম দিন আমি এখনই লিখে দিচ্ছি। লোহিয়ার মুখ থেকে সেটা শুনে সম্পাদক তাঁর দিকে তাকান। তখন লোহিয়া তাকে বাস্তবিক কারণ বলেন। লোহিয়ার মুখ থেকে সব ঘটনা শোনার পরে সম্পাদক তাঁকে তাঁর সমস্ত প্রয়োজনীয় জিনিসপত্রের ব্যবস্থা করে দেন। কয়েক ঘণ্টার মধ্যে লোহিয়া দু'টো এমন সুন্দর লেখা লিখে দেন যে, সম্পাদক তাঁর প্রতিভার প্রশংসা না করে পারেন না। লেখার বদলে তিনি লোহিয়াকে উচিত পারিশ্রমিকও দেন। সেই টাকার বিনিময়েই তিনি কলকাতায় পৌঁছান।

লোহিয়ার নিজের ওপর আত্মবিশ্বাসের বলেই তিনি তৎক্ষণাৎ লেখা প্রস্তুত করে দেন এবং নিজের ইচ্ছাকে বাস্তবিক রূপদান করতে পারেন। হয়ত নিজের মধ্যে খোঁজার চেষ্টা করেন নি যে, সেখানে কোনো নেতা, সমাজসেবক অথবা কোনো মহান ব্যক্তি লুকিয়ে বসে নেই তো? হ্যাঁ, আপনি অবশ্যই এব্যাপারে গাফিলতি করছেন, তা না হলে আজ আপনি এভাবে সাধারণ অবস্থায় পড়ে থাকতেন না। আপনি নিজের ভিতরের সামর্থ্য-ক্ষমতাকে জাগ্রত করে নিজেকে আত্মবিশ্বাস-সম্পন্ন তৈরী করে নেওয়া উচিত। বিশ্বাস করতে হবে সংসারে প্রত্যেক মানুষের মধ্যে কোনো না কোনো মহান পুরুষ ঘুমিয়ে আছে। সেই মহান পুরুষ আপনার ভিতরেও আছে। যদি এমন না হোতো তাহলে এক সাধারণ দীনহীন, অশিক্ষিত ছেলে আব্রাহাম লিঙ্কন পৃথিবীতে মহান ব্যক্তি হয়ে উঠতে পারতেন না। একজন সাধারণ যন্ত্রপাতি পালিশ করা চাকুরিরত ফেরাডে পৃথিবীর আশ্চর্যজনক বৈজ্ঞানিক হতে পারতেন না।

মহাত্মা গান্ধী বিশ্ব-বন্দনীয় বাপুজী হতে পারতেন না। একটা কারখানাতে ছোট চাকুরি করা ছেলে ফোর্ড পৃথিবীতে মহানতম উদ্যোগপতি এবং কুবের হতে পারতেন না। অতএব আপনি আপনার আত্ম-নিরীক্ষণ করুন অর্থাৎ নিজের আশাপূর্ণ দৃষ্টিকোণ থেকে নিজের ভিতরে বসে থাকা মহাপুরুষের উপর বিশ্বাস করুন, আর সেই মহাপুরুষের উপর বিশ্বাস রেখে সামনে এগিয়ে চলার চেষ্টা করুন। সামনের পথ আপনা-আপনি খুলতে থাকবে আর আপনি অভীষ্ট লক্ষ্য পর্যন্ত অনায়াসে পৌঁছে যাবেন।

আত্মবিশ্বাস-লাভ করার জন্য আপনাকে নিজের ভিতরে চারটি বিশিষ্টতা বিকশিত করতে হবে।—

1. আপনার, নিজের শক্তির ওপর পূর্ণ বিশ্বাস থাকতে হবে। কারণ কোন মানুষ এমন ব্যক্তির ওপর বিশ্বাস করে না, যার নিজের ক্ষমতার উপর পুরোপুরি বিশ্বাস না থাকে, আর সে প্রতি পদে নিজের এবং অন্যের ওপর সন্দেহ করে।

2. সিদ্ধান্ত নেওয়ার ক্ষমতাই মানুষকে শক্তিশালী করে গড়ে তোলে। অসামঞ্জস্যতে পড়ে থাকা ব্যক্তি দুর্বল হয়। আপনার মধ্যে উচিৎ নির্ণয় নেবার ক্ষমতা থাকা উচিত। অন্য কোনো বস্তুর ওপর যতই অবিশ্বাস করুন না কেন, নিজের আত্ম-শক্তি, নিজের ক্ষমতার ওপর কখনই নয়। দৃঢ়তা সেই সব মস্তিষ্কেই উৎপন্ন হয়, যাতে শীঘ্র সিদ্ধান্ত নেওয়ার ক্ষমতা থাকে।

3. দৃঢ়তা নিজের আত্মার সংকল্প। যদি এমন হয়, পরিস্থিতি যাই হোক না কেন, আপনি আপনার সিদ্ধান্তে অটল থাকতে পারবেন। এটা সত্য যে সুনিশ্চিত সিদ্ধান্তের প্রতি অবিচলিত সম্মানই সংকল্পের আত্মা।

4. আত্মনির্ভরতা শক্তিশালী আর সংযমী লোকেদের জন্ম সিদ্ধ অধিকার। আত্মনির্ভর ব্যক্তি অত্যন্ত আত্মসম্মানী হয়। আর তারা শক্তি ও ক্ষমতা দ্বারা সফলতা প্রাপ্ত করে। সবাই জয়লাভকে ভালোবাসে আর তা অর্জন করারও চেষ্টা করে। সমস্ত ব্যক্তি কোন না কোনভাবে আত্মোপলব্ধী করার আকাঙ্খা রাখে। আত্মবিশ্বাসী লোকেরা এত সমর্থ আর আত্মসম্মানী হয় যে অন্যের উপর নির্ভর করা তার পক্ষে সম্ভবই হয় না। আপনিও আত্মনির্ভরশীল হয়ে আত্মবিশ্বাসকে সবল করে তুলতে পারেন। নিচে দেওয়া সূত্রগুলিকে মনে রেখে নিজের মধ্যে আত্মবিশ্বাস উৎপন্ন করুন, তাকে বাড়ান—

1. ব্যর্থ অথবা বেকার বসে না থেকে কিছু না কিছু কার্য করতে থাকুন।

2. কারোর থেকে কোনো জিনিস অথবা বস্তু না চেয়ে তাকে নিজেই অর্জন করার চেষ্টা করুন।
3. 'আমি সব কিছু করতে পারি'—এই মনোভাব সর্বদা মনে রাখবেন।
4. কোনো কাজ ভুল হলে, অথবা অসফল হলে নিজের আত্মবিশ্বাস হারাবেন না।
5. সমস্ত কার্যই করার মতো শক্তি নিজের মধ্যে অনুভব করুন।
6. নিজের তৈরী ক্ষমতার একটা চিত্র অতি অবশ্যই করুন।
7. ছোট ছোট কার্য নিজেই সম্পন্ন করে, নিজের আত্মবিশ্বাসকে বাড়িয়ে তোলার প্রচেষ্টা করুন।
8. নিজের সিদ্ধান্ত নেওয়ার ক্ষমতার ওপর কখনও অবিশ্বাস করবেন না।
9. সিদ্ধান্তকে পালন করার জন্য দৃঢ়তা গ্রহণ করুন।
10. নিজের গৌরবের প্রতিকূল কোনো কার্য করবেন না।
11. নিজেকে আত্মনির্ভরশীল তৈরী করতে চেষ্টা করুন।
12. কখনো নিজেকে নিরর্থক অথবা অসহায় মনে করবেন না।
13. নিজের সামর্থ্যকে পুনঃ অবলোকন করেই কার্য শুরু করবেন।
14. কখনো নিজেকে হীন ভাবনা বা বিচারে গ্রাসিত হতে দেবেন না।
15. নিজেকে অনুপযোগী মনে করবেন না, নিজের সার্থকতা সিদ্ধ করুন।
16. মনের দুর্বলতা নষ্ট করে আপনি আপনার জীবনে আত্ম-বিশ্বাস উৎপন্ন করতে থাকুন।

অধ্যায়—15

যা ইচ্ছা করবেন, তাই প্রাপ্তির চেষ্টা করুন

মনের কুঠুরিতে বন্দি করা ইচ্ছাকে কেবল সেখানেই সীমিত রাখবেন না। ইচ্ছা করা মাত্র বা চিন্তা-ভাবনা করার সঙ্গে সঙ্গেই সেটা পূর্ণ হয়না। পরিশ্রম ভরা উদ্যমশীলতাই সেই ইচ্ছাকে বাস্তবিক রূপ দিতে পারে। অতএব সর্বদা আত্মবিশ্বাসের সঙ্গে উদ্যোগী হ'ন।

মানব মস্তিষ্কে নির্মিত কল্পনা-চিত্রই মানুষের ইচ্ছাকে জন্ম দেয়। মানব-জীবন বহুরূপী। সহজেই প্রতিটি জিনিস তাকে আকর্ষিত করে। এজন্য মনে বিভিন্ন প্রকারের ইচ্ছা জন্ম নেয়, কিন্তু অধিকাংশ ইচ্ছাই পূর্ণতা পায় না। এরও মুখ্য কারণ এটাই যে, আপনি আপনার কল্পনালোকে প্রধান হয়ে ঘুরে তো বেড়ান, ইচ্ছার চিত্র তৈরী করেন, কিন্তু সেই ইচ্ছাকে মূর্তরূপ দেবার জন্য চেষ্টা করেন না। শুধু কল্পনালোকে ঘুরে বেড়ান।

মনে রাখবেন কেবল কল্পনার জাহাজে উড়ে বেড়ানোর ইচ্ছা করলে বা ভাবনা-চিন্তা মাত্রই ইচ্ছা পূর্ণ হয় না। যতক্ষণ না পরিশ্রম দ্বারা ইচ্ছা পূর্তির মাধ্যম গ্রহণ করা যায়। ইচ্ছা করা মানুষের স্বাভাবিক গুন, কারণ মানুষ যদি ইচ্ছাই করবে না, তাহলে তার প্রগতি অবরুদ্ধ হয়ে যাবে। অতএব ইচ্ছাতো করুন, কিন্তু তার সাথে তাকে পূর্ণ করার

যত্নও শুরু করতে হবে। সঠিক সময়ে করা প্রচেষ্টাই সফলতা প্রাপ্তির পথ প্রদর্শন করবে। আপনি সব কিছু করার জন্যেই সক্ষম। যখন আপনি সম্পূর্ণ সক্ষম, তাহলে জীবনের অনন্ত ইচ্ছার মধ্যে যেকোনো ছোটো একটা ইচ্ছা অবশ্যই পূর্ণ হবে। তবে হ্যাঁ, তাকে পাওয়ার জন্য আবশ্যক প্রযত্ন আপনাকে করতে হবে।

গ্রামের একটা গরীব ছেলে সর্বদা ভারতীয় প্রশাসনিক সেবাতে যাওয়ার ইচ্ছা ব্যক্ত করত। গ্রামের লোক তার বাড়ীর অবস্থা দেখে তাকে বিদ্রুপ করত আর বলত—'এতো পাগল হয়ে গেছে।' ব্যাপারটা সবাই খুব সাধারণ ভাবে গ্রহণ করে, কেউ তাকে গুরুত্ব দেয় না। কিছুদিন পর দিল্লীতে অধ্যাপকের পদে চাকুরী শুরু করে। কিন্তু তার মনের ভিতরে ইচ্ছা তখন আরও প্রবল হয়ে ওঠে। লক্ষ্যে পৌঁছনোর চেষ্টা আগে থেকেই শুরু হয়ে গিয়েছিল। এখন তাকে পূর্ণ করার সুযোগ এসে গেল। ছেলেটি পরিশ্রমের সাথে সাথে অধ্যয়ন করতে থাকে আর আই. পি. এস. -এর পরীক্ষা দেয়। পরীক্ষার ফল দেখে তার আনন্দের সীমা থাকে না। ভারতীয় প্রশাসনিক সেবাতে সফল আবেদনকারীদের মধ্যে তার নাম তৃতীয় স্থানে ছিল।

একথার তাৎপর্য এই যে, ইচ্ছা তো করুন, কিন্তু সাথে সাথে তা পাওয়ার জন্য চেষ্টাও সম্পূর্ণ পরিশ্রম আর তা আত্মবিশ্বাসের সঙ্গে করুন। ধৈর্য্য ধারণ করে, উদ্যমশীলতা দ্বারা সেই লক্ষ্যকে অর্জিত করার চেষ্টা করুন। আপনার পরিশ্রমশীলতা ফল দেবে। ইচ্ছা পূর্ণ হবে হবেই।

জাম্বিয়ার চিলাঙ্গা নামক স্থানের ভোজাম্বেনোম নদীর ধারে গুণ্ডাবাঙ্গা নামক বিশ্ব-প্রসিদ্ধ উদ্যান তৈরী রাল্ফ সেন্ডরের সম্পূর্ণ জীবনের ইচ্ছাপূর্তির শ্রমের জীবন্ত উদাহরণ। সেন্ডর 1951 সালে চিলাঙ্গাতে রেঞ্জারের পদে নিযুক্ত ছিলেন। নদীর ধারে জমির একখণ্ড দেখে মনে ইচ্ছা উৎপন্ন হয় যে, এই জমিতে এমন কিছু করা যায়, যা ভালো লাগে। ব্যাস্, তাহলে আবার কি! ইচ্ছা পূর্তির চেষ্টা শুরু হয়ে যায়।

উচ্চ-আধিকারিকদের কাছে আবেদন করে নিজের প্রয়োজন মতো চার একর জমিও তিনি জোগাড় করে নেন। আর সৃজনশীলতার কার্যে লেগে পড়েন। চাকরি করে যে সময় বাঁচত তাতে তিনি ছোট ছোট বন্ধা পথের ধারের ঝোপ অর্থাৎ ছোট ছোট ঝোপঝাড় যুক্ত জমিকে বাগান করার যোগ্য করে তুলতেন। সেখানকার অধিবাসীদের আশ্চর্য লাগত যে এই ব্যক্তি বন্ধা জমিতে বাগান করার জন্য কত কঠিন পরিশ্রম করে যাচ্ছে, কিন্তু একাগ্রতার সাথে করে যাওয়া কঠিন পরিশ্রম ফলপ্রসু হয়ে ওঠে আর আজ সেই স্থান সারা বিশ্বের বনস্পতি এবং সৈলানিয়োর ভ্রমণের জন্য এক প্রসিদ্ধ স্থান হয়ে উঠেছে। এতে 2538 প্রকারের গাছ আছে যার থেকে 64 শতাংশ গাছ বিদেশী। বিশ্বের উদ্যান বিশেষজ্ঞরা ইচ্ছাপূর্তি হেতু শ্রমের এই উদাহরণ সারা পৃথিবীতে অষ্টম আশ্চর্য বলে মনে করেন।

যেমনভাবে ঘুমিয়ে থাকা সিংহের মুখে পশু নিজে নিজেই চলে যায়না, সেই খাদ্য পাওয়ার জন্য তাকে চেষ্টা করতে হয়। সেইভাবে ভাবলে বা চিন্তা করলে মাত্র নয়, বরং চেষ্টা করলে তবেই ইচ্ছাপূরণ হয়। যেকোনো প্রাপ্তির আধার শ্রমই হয়। একথার মহত্ব ব্যক্ত করতে নীতিকাররা বলেছেন—উদ্যমের দ্বারাই ইচ্ছা সিদ্ধিপ্রাপ্ত হয়। অতএব—একথা এখানে স্পষ্ট যে, যতক্ষণ পর্যন্ত না আপনি ইচ্ছা পূর্তির জন্য পরিশ্রম করছেন বা প্রচেষ্টা না করছেন, তো ইচ্ছা কল্পনা মাত্র হয়েই থেকে যাবে।

আপনাকে আপনার ইচ্ছার কল্পনা তৈরী করাই নয়, বরং কল্পনাকে কার্যে রূপ দিয়ে তাকে পরিণতি দিতে হবে। সেটাই আপনার জীবনের উদ্দেশ্য হওয়া উচিত। কারণ মানুষের জন্ম হয়েছে ইচ্ছার পূর্তি করার জন্য। আর ইচ্ছা পূর্তি থেকেই আপনার জীবন সুখময় হয়ে উঠবে।

কল্পনাকে ইচ্ছারূপে তৈরী করে, পরিশ্রমের দ্বারা তাকে পূর্ণ করাই মানব জীবনের লক্ষ্য। কারণ সৃষ্টিতে প্রগতি না থাকলে, তো আজ বিজ্ঞানের মতো কিছুই থাকতো না। শহরীকরণ, উন্নতিকরণের মতো কিছু হতো না। মানবজীবন এক জায়গায়ই স্থির হয়ে থাকত। যদি মনের ধৈর্য্য আছে, ইচ্ছার প্রতি নিষ্ঠা আছে, তো পৃথিবীতে এমন

কোন ইচ্ছা থাকবে না যা পূর্ণ হবে না। মাত্র আবশ্যক শুধু সমর্পিত ভাবনার। সম্পূর্ণ সেই মন্ত্র, যা আপনার ইচ্ছাকে পূর্ণ করতে পারে। ভাবহীন মনুষ্য কিছু করতে পারে না, অতএব মনে ভাব উৎপন্ন করুন। সময়ের সাথে সাথে চলুন কিন্তু নিজের চেষ্টায় গতিরোধ করতে দেবেন না। সময়কে চিনেই ইচ্ছাপূর্তি করুন। থামবেন না, এখানে পরিশ্রমই আপনার সফলতার আধার হয়ে দাঁড়াবে। সর্বদা সঠিক দিকে এগিয়ে যান। সামনে এগিয়ে চলতেই থাকুন, সামনে এগিয়ে যান। পিছনে ফিরে তাকাবেন না। আজ সৃষ্টিতে যা আছে, তা আপনি সবই পাবেন, কিন্তু ধৈর্য্য রাখুন। প্রতিক্ষা করুন উপযুক্ত সময়ের। সঠিক সময়ে আপনার চিন্তা-ভাবনা সত্যিতে রূপান্তরিত হবে। আপনি আশ্চর্য হয়ে যাবেন।—

> *ডেভিডসন রকফেলারের গণনা বিশ্বের সমৃদ্ধতম ব্যক্তিত্বদের মধ্যে করা হয়, কিন্তু এই সমৃদ্ধি অর্জন করার জন্য ব্যক্তি ডেভিডসনের জীবনে প্রারম্ভে নিজের এবং মায়ের ক্ষুধা নিবারণের জন্য এক মুরগির খামারে কাজ করতে হয়েছিল। একাজ ছাড়াও তিনি কখনও ক্ষেতে আলু তুলতেন, কখনওবা মজদুরী করতে বাধ্য হতেন। সর্বদা করা এই পরিশ্রমের দ্বারাই তিনি কিছু টাকা একত্র করেন। ইচ্ছা করেন নতুন কিছু করার। ইচ্ছা উৎপন্ন হওয়ার সাথে সাথেই তিনি তা পূর্ণ করার কাজে লেগে পড়েন। তারপর আর কী? তিনি উন্নতির সিঁড়ি বেয়ে উঠতেই থাকেন। ছোটবেলার কষ্টকর জীবন থেকে প্রৌঢ় অবস্থার সমৃদ্ধি পর্যন্ত পৌঁছনোর সফলতার রহস্য বলার সময় তিনি এক মুহূর্তে বলেন—'আমার উন্নতির রহস্য আমার ইচ্ছা, আমার নিষ্ঠা। আর শ্রমের প্রতি নিষ্ঠাই আমার উন্নতির আসল কারণ।*

রকফেলারের এই কথা সত্যিই বটে। আপনার মধ্যে সবকিছু করার যোগ্যতা আছে। শুধু প্রয়োজন আপনার এই যোগ্যতাকে সদুপযোগী করে তোলা। নিজের ক্ষমতার উপর পূর্ণ বিশ্বাস রাখুন।

অবিশ্বাসের কালো ছায়া নিরাশাকেই নিমন্ত্রণ দেয়। অতএব নিজের ক্ষমতার ওপর

কখনো সন্দেহ করবেন না। পূর্ণ চিত্রলেখের দ্বারা ক্ষমতাকে উপযোগী করুন। কার্যের সিদ্ধিলাভ সামনেই থাকবে।

লক্ষ্য রাখবেন, সব ইচ্ছার পূরণ একসাথে হয় না। বেকার, অসম্ভব ইচ্ছার পূরণ কখনো হতেই পারে না। একজন খোঁড়া, ল্যাংড়া অথবা অন্ধ ব্যক্তি যদি গাড়ি চালানোর ইচ্ছা করে, তবে সেটা তার পক্ষে অসম্ভব ব্যাপার হয়ে দাঁড়াবে। পরে সে অন্য কোনো উপকরণের দ্বারা গাড়ি চালাতে পারে তো তার ব্যাপারই আলাদা। সেইভাবে যদি কোনো লেখা-পড়া না জানা ব্যক্তি জেলাধিকারীক হতে চায়, তা কি সে হতে পারে? এখানে বলার তাৎপর্য এই যে আপনি অকল্পিত ইচ্ছা পোষণ করবেন না। সেই ইচ্ছাই করবেন, যাকে আপনি আপনার সামর্থ্য অনুযায়ী লাভ করতে পারেন। আপনার জন্য কিছুই অপ্রাপ্য নয়। সব কিছুই আপনার সামর্থ্যের মধ্যে। জাগুন, নিজের শক্তিকে চিনুন; তারপর দেখুন, আপনার জন্য আপনার ইচ্ছা নিজের সম্পূর্ণতা নিয়ে আপনার সামনে দাঁড়িয়ে আছে। ইচ্ছাকে উপলব্ধিতে বদলানোর দিকে নজর দিন।—

1. ব্যর্থ, বেকার, অর্থহীন, গণ্ডগোল মনে হওয়া ইচ্ছাদের নিজের মস্তিস্ক থেকে বের করে দিন।
2. সর্বপ্রথমে যা জীবনের প্রায়জনীয় ইচ্ছা, তাকে পূরণ করার জন্য নিজেকে সংলগ্ন করুন।
3. অন্য কেউ যদি বলে—তুমি এটা করতে পারবে না, তাহলে সেই ধরণের লোকেদের কথায় কোনো গুরুত্ব দেবার ভুল করবেন না। এই ধরনের ভুল আপনাকে লক্ষ্যভ্রষ্ট করতে পারে।
4. নিরাশাজনক কথা এবং নিরাশাবাদী লোকেদের থেকে দূরত্ব বজায় রাখুন।
5. যে ইচ্ছাকে পূরণ করতে যাচ্ছেন, তার সম্বন্ধে আগে পূর্ণ খোঁজ-খবর করে নিন। তারপর আপনার লক্ষ্যের দিকে এগিয়ে যান।
6. ইচ্ছা-পূর্তির জন্য প্রথম পদক্ষেপ নিতে আপনাকে একনিষ্ঠ হয়ে নিজের ইচ্ছার প্রতি সমর্পিত হতে হবে।
7. ইচ্ছাপূর্তি-তে সাহস, পরিশ্রম এবং ধৈর্য্যই মুখ্য উপাদান, যা ইচ্ছাকে পূরণ করতে পারে।

8. যখন আপনি ইচ্ছা করছেন, তাহলে তা পূরণ করার জন্য চেষ্টাও করুন।
9. আলস্য ও আশংকাকে ইচ্ছাপূর্তির পথের বাধা করে তুলবেন না।
10. মনের অটুট নিশ্চয়তা আর সমর্পণই আপনার ইচ্ছাকে সাকার করে তুলবে।
11. দৃঢ়তার সঙ্গে লেগে পড়ুন। সিদ্ধিলাভ আপনার সামনেই দাঁড়িয়ে আছে।
12. নিজের ক্ষমতার ওপর সম্পূর্ণ বিশ্বাস রাখুন।
13. সময়-সময় নিজের ক্ষমতার পরীক্ষা অবশ্যই করবেন।
14. উৎসাহী এবং নির্ভীক লোকেদের বন্ধুত্ব আপনার ইচ্ছা-পূরণের পথে সহযোগীতা করবে।
15. সুস্থ্য-সবল ইচ্ছা করুন, কিন্তু শীঘ্রই তাকে পাবার বিকল্পের উপরও বিচার করুন আর কাজ আরম্ভ করুন।

অধ্যায়—16

সফলতার বরণ কীভাবে করবেন

মানুষের ইচ্ছা, আকাঙ্খা কিছু পাওয়ার জন্য হয়। নিজের বিকাশ করে, নিজের যোগ্যতা বাড়িয়ে, উপলব্ধি অর্জন করে নিজের অস্তিত্বকে বাড়ানোর ইচ্ছা আর আকাঙ্খার দ্বারা তার জীবন প্রেরিত আর সঞ্চালিত থাকে। বিবেক আর পরিশ্রম দ্বারা ইচ্ছাপূর্তিতে লেগে যাওয়ার ফলে সফলতা পাওয়া যায় আর ব্যক্তি সর্বদা উন্নতি করতে থাকে।

সাধারণভাবে সফলতাকে মানব জীবনে এক সর্বশ্রেষ্ঠ উপলব্ধি মনে করা হয়, আর সেটাই তার মহত্ব। পৃথিবীতে সকল মানুষই সফলতা লাভ করতে চায়। কিন্তু সফলতার সর্বমান্য পরিভাষা এখনও সঠিভাবে নির্ণয় করা যায় না। সেটাই কারণ—যা ভিন্ন ভিন্ন মানুষের কাছে সফলতার ভিন্ন ভিন্ন অর্থ আছে। কেউ যশ আর সম্মানকে সফলতা মনে করে, কেউ ধন-দৌলত আর কেউ পদ-মর্যাদা। কারোর দৃষ্টিতে বিদ্যা আর বুদ্ধি সফল মানুষের মূল্যায়নের কষ্টিপাথর। তো অন্য কারোর দৃষ্টিতে পদ আর প্রতিষ্ঠাই সবকিছু।

সত্যি বলতে কি, সফলতা ধন, সম্পত্তি, যশ, প্রতিষ্ঠা ইত্যাদির অনেক অর্থ বহন

করে। কিন্তু এই সমস্ত কিছুই সফলতার বিভিন্ন রূপ। ব্যবধান শুধু কেউ একটা অংশকে প্রাধান্য দেয়, তো অন্য কেউ আরেকটাকে, কিন্তু লক্ষ্য সকলেরই এক।

সফলতার শ্রেষ্ঠতা কে লাভ করতে পারে, এ ব্যাপারে একবার বিবাদ দেখা দেয়। সংকল্প নিজেকে, বল নিজেকে, আর বুদ্ধি নিজেকে মহত্বপূর্ণ মনে করেন। তিনজনেই নিজের নিজের ক্ষেত্রে অটল। শেষে ঠিক হয় বিবেককে প্রধান বানিয়ে মিমাংসা করা হোক। তিনজনকে নিয়ে বিবেক রওনা দেয়। তার এক হাতে লোহার বাঁকা পেরেক আর অন্য হাতে হাতুড়ি নেন। চলতে চলতে সে এমন এক জায়গায় এসে পৌঁছায়, যেখানে একটি সুন্দর ছেলে খেলা করছিল। বিবেক তাকে বলে, 'বাবা তুমি যদি এই বাঁকা পেরেকটাকে হাতুড়ি দিয়ে মেরে সোজা করে দাও তো আমি তোমাকে পুরস্কার দেবো। বালকটি খুব খুশি হয়। সে খুব উৎসাহ আর আশা নিয়ে চেষ্টা করতে থাকে, কিন্তু পেরেকটাকে সোজা করা তো দুরের কথা, সে হাতুড়িটাকে ওঠাতে পর্যন্ত পারল না। কারণ ভারী হাতিয়ার তোলার মতো তার হাতে বল ছিল না। ক্ষুণ্ণ হয়ে বালকটি হাতুড়ি রেখে দেয়। তখন বিবেক বলেন—একা সংকল্প সফলতা পাওয়ার পক্ষে অপর্যাপ্ত। আবার চারজন এগিয়ে যায়। কিছুদূর যাওয়ার পর এক শ্রমিককে দেখতে পায়। সে নাক ডেকে ঘুমাচ্ছিল। বিবেক তাকে চিৎকার করে জাগায়, আর বলে এই পেরেকটাকে হাতুড়ি মেরে সোজা করে দাও, তাহলে তোমাকে পুরো পারিশ্রমিক দেওয়া হবে। ঘুম চোখে শ্রমিকটি কিছুক্ষণ চেষ্টাও করে, কিন্তু সে ঘুমেই কাতর ছিল। সে হাতুড়ি একদিকে রেখে দেয় আর বলে, 'যান, আমার আপনার দেওয়া পারিশ্রমিক চায় না।' আর সে সেখানেই শুয়ে নাক ডাকতে থাকে।

বিবেক বলে, একা বলও পর্যাপ্ত নয়। সামর্থ্য থাকা সত্ত্বেও সংকল্প না থাকার ফলে শ্রমিক পেরেকটি সোজা করতে

পারে না, তাই আবার চারজন সামনে এগিয়ে যায়। সামনে একজন শিল্পীকে আসতে দেখা যায়। বিবেক তার কাছে প্রার্থনা করে যে, যদি তুমি এই পেরেকটা সোজা করতে পারো, তবে আমি তোমাকে এক আশরফি দেবো। শিল্পী আনন্দের সাথে প্রস্তুত হয়। সে বালির জমির ওপর পেরেকটা রাখে আর হাতুড়ি দিয়ে আঘাত করে। আঘাত লাগার সঙ্গো সঙ্গো পেরেক ছিটকে গিয়ে পড়ার সাথে বালি উড়ে পাঁচজনের চোখে পড়ে। তখন সে পেরেকটাকে সোজা করার কথা ভুলে গিয়ে নিজের চোখ খোলার কথা ভাবতে থাকে। শিল্পী হাতুড়ি একদিকে ছুঁড়ে ফেলে দিয়ে অন্য দিকে চলতে শুরু করে। বিবেক বলে—"এখন তোমরা ফিরে চলো। সমাধান হয়ে গেছে। সংকল্প, বল আর বুদ্ধির সম্মিলিত রূপই সফলতা প্রাপ্ত করতে পারে। একাকীভাবে আপনারা তিনজনই অসম্পূর্ণ।"

এই তিনটির সামঞ্জস্য দ্বারাই পৃথিবীতে অনেক মানুষ সফলতাকে আলিঙ্গান করেছেন। নেপোলিয়নের শুধু বড়ো হওয়ার ইচ্ছা ছিল, সেটাও কেবল বিদ্যার ক্ষেত্রে বা শক্তির ক্ষেত্রে। নিজের সময়ের বিদ্যানদের ছবি দেখে প্রথমে তিনি সাহিত্যের ক্ষেত্রে উত্তীর্ণ হন। কিন্তু তিনি অসফলতাই পান। উনি শীঘ্রই নিজের পথ পরিবর্তন করেন, সৈনিকে যোগদানের অভ্যাস আরম্ভ করে দেন। আর ভবিষ্যতে তিনি বিশ্ব-প্রসিদ্ধ শাসক হয়ে ওঠেন। পৃথিবীতে একটা নয়, এমন অনেক ব্যক্তির প্রমাণ আছে, যাঁরা সাধনা-সুবিধার দ্বারা খারাপ পরিস্থিতিতে জন্ম গ্রহণ করেও কেবলমাত্র পুরুষার্থের বল দ্বারা উন্নতির শিখরে পৌঁছে দেখিয়ে দিয়েছেন। সুঁচ থেকে রেল ইঞ্জিন বানানোর মতো ছোট বা বড়ো বস্তুর নির্মাণদাতা টাটার প্রতিষ্ঠাতা জামসেদ টাটাকে প্রায় সমস্ত লোকই চেনে। কিন্তু এটা খুব কম লোকই জানেন যে জামসেদজির জন্ম হয়েছিল এক গরীব পুরোহিত পরিবারে। দারিদ্রের মধ্যে বেড়ে ওঠা সাথিদের নিয়ে একটি দল তৈরী করেন আর একটা ছোট কারখানা খোলেন। কঠোর পরিশ্রম আর সংকল্পের বলের উপর নির্ভর করে উন্নতির শিখরে পৌঁছে সফলতা প্রাপ্ত করেন। অতএব

একথা স্পষ্ট যে, পরিশ্রম আর সংকল্পের শক্তির দ্বারা যেকোনো সফলতা লাভ করা যায়।

আপনার নিজের ভিতরের ভয়,—'আমি কিছু করতে পারবো না, আমি বেকার, বা আমার জীবনতো ব্যর্থ হয়ে গেছে।"—এধরনের চিন্তা-ভাবনা সফলতার পথে অত্যন্ত বাধা হয়ে দাঁড়ায়। আপনার বিশ্বাসকে সন্দেহে রূপান্তরিত করবেন না। যদি এমন হয়, তো আপনি অন্যের সন্দেহকে বিশ্বাসে কীভাবে পরিণত করবেন। এখন এটা প্রয়োজন প্রতিযোগীতাকে স্বীকার করা আপনার কর্তব্য আর দায়িত্ব। সফলতার জন্য প্রতীক্ষা করা যায় না। জীবনের সমস্ত ক্ষেত্রে সফলতা পাওয়ার একটাই রাজপথ প্রতিকূলতার সঙ্গে যুদ্ধ করার, ভিতরে লুকিয়ে থাকা সামর্থ্যকে তুলে ধরার। সত্যিকারের সুখ আর সফলতার সবচেয়ে বড় রহস্য এটাই যে মানুষই মুখ্য কর্তা। অতএব তাকে সম্পূর্ণভাবে, প্রাণপণে পাওয়ার উদ্দেশ্যে এগিয়ে যেতে হবে কারণ—সফলতার কখনো অবসরের অপেক্ষা করেনা। তাকে যত্ন করে অর্জন করতে হয়। এই লক্ষ্য ক্রমশঃ ধীরে ধীরে পার করতে হয়। কাঠিণ্যের সাথে লড়াই করে চোট আর ঠোক্কর খেতে খেতে মানুষ সফল মনোরথ হয়। সুনিয়োজিত জীবন অতিবাহিত করা এই লক্ষ্যের একটি দিক। কারণ যে কাজের প্রতি পাগল হয় সে অতি শীঘ্রই সফলতা পায়। আপনাকে সেই কার্য নির্বাচন করতে হবে যে কাজে আপনার ভালোলাগা আছে, আপনার মন পছন্দ করে। যখন কাজের প্রতি আপনার ভালোলাগা থাকবে, তাহলে সেটা করতে আপনার আনন্দ লাগবে।

সফলতা অর্জন করার জন্য কোনোও গুরুত্বপূর্ণ বা ভবিষ্যতে আসা কঠিন পরিস্থিতির জন্য মনের মধ্যে তার পূর্বাভাষ করে নিন। যাতে সেটার মোকাবিলা করার জন্য নিজেকে শক্তিশালী করতে পারেন। কার্যের পরিণামের ওপর মন কেন্দ্রীভূত করতে শিখুন। এটাই সেই মন্ত্র, যা আপনাকে আপনার কাজের সুন্দর পরিণাম দেবে। যেকোনো আঘাতের জন্য নিজেকে প্রস্তুত রাখুন। বিনা আঘাতে সফলতার কামনা করা নিরর্থক। আঘাতই আপনার ভিতরে সাহস আর শক্তি সঞ্চার করবে। তখনই আপনার যোজনাও সার্থকতার দিকে অগ্রসর হবে। আঘাতের সাথে আপনি আপনার সামর্থ্যকে কম মনে করবেন না। আপনার সীমা আপনার জানা নেই। এটাতো আপনার মিথ্যা বিশ্বাস, কারণ আপনাকে সীমাবদ্ধতাতে বেঁধে দেওয়ার ধারনা উচ্চস্তরে

কাজ করার জন্য সবচেয়ে বড় বাধা। আপনার নিজের সামর্থ্যের উপর বৃথা সন্দেহ করা উচিত নয়। নিজের কার্যক্ষমতার উপর বিশ্বাস অটুট রাখা উচিত। অন্যের সাথে আপনার প্রতিযোগীতা করতে হবে না। বরং নিজের প্রচেস্টার দ্বারা সামনে এগিয়ে যেতে হবে। যদি আপনি অন্যের সাথে তুলনা করতে থাকেন, তাহলে নিশ্চয়ই পিছনে পড়ে থাকবেন। অতএব তুলনাকে ত্যাগ করে যা যা কঠিন তাকেই নির্বাচন করুন। সেই নির্বাচনই সফলতা। সরলকে তো যেকোনো সময়েই করা যায়, কিন্তু কঠিনকে ভয় করবেন না। শুরু করলে সেটাই সহজ, সরল হয়ে যাবে। সোনা আগুনে পুড়ে তবেই উজ্জ্বল হয়। কঠিনতা আপনার তৈরী শক্তি, ক্ষমতাকে জাগ্রত করে দেবে। এজন্য যদি আপনাকে স্থায়ী সফলতা পেতে হয়, তাহলে প্রতিকূল আর কঠিন পরিস্থিতির সাথে যুদ্ধ করে তাকে নিজের অনুরূপ করে তোলা প্রয়োজন। এই অগ্নি-পরীক্ষাতে তপ্ত হয়ে আপনার নৈতিক বল আরও শক্তিশালী আর সুন্দর হয়ে উঠবে। আপনি আগুনে পোড়া ইস্পাত-শলাকার মতো হয়ে যাবেন। সফলতা আপনার পদচুম্বন করবে। সফলতাকে বরণ করার জন্য নিম্নলিখিত জ্ঞাতব্যগুলিকে জীবনে ধারণ করুন।—

1. আপনি যে কাজ করতে চান, সর্বপ্রথমে তাতে ভালোলাগা আনুন।
2. কাজ আরম্ভ করার পূর্বে তার সম্বন্ধে সম্পূর্ণ খোঁজ-খবর নিন। তারপর সুনিয়োজিত রূপে তার একটা রূপরেখা তৈরী করে নিন। তারপরেই কাজ শুরু করুন।
3. কার্য সম্পন্ন করার জন্য তার ক্রম-ব্যবস্থার গুরুত্বপূর্ণ ভূমিকা থাকে। অতএব কার্য ক্রমানুসারেই সম্পন্ন করুন।
4. কার্যের প্রতি নিষ্ঠা এবং নিরপেক্ষতা কাজে তীব্রতা প্রদান করে।
5. কার্যের সময় আসা বাধা এবং সমস্যার উপর আগে থেকেই ধারনার পূর্বাভাস করে নিন, এবং তাকে দূর করার জন্য বিকল্প উপায়ও তৈরী রাখুন।
6. আদর্শ অপেক্ষা কার্যের পরিণামের উপর গভীর নজর রাখুন।
7. কার্য সম্পন্ন হওয়ার সময় আসা আঘাতকে সহ্য করার মানসিক ক্ষমতা বিকশিত করুন। যাতে ঠিক সময়ে তৎপর হতে পারেন।

8. নিজেকে অসমর্থ্য বা ক্ষমতা-হীন মনে করবেন না।
9. মনে বদ্ধমূল ধারনা তৈরী করুন, আমি অন্যের থেকে ভালো করতে পারি।
10. যে কার্যই করুন না কেন, অন্যের সঙ্গে নয়, নিজের সাথেই প্রতিযোগীতা করুন এবং তার প্রতি সমর্পিত থাকুন।
11. সফলতাতে শক্তি অত্যন্ত গুরুত্বপূর্ণ হয়, সেটা শ্রম-শক্তিই হোক কিংবা সংকল্প শক্তিই হোক না কেন। তাকে অর্জন করতে থাকুন।
12. আপনি নিজের আত্ম-বিশ্বাসকে সুদৃঢ় করে নিন। সফলতা আপনার পিছু পিছু থাকবে।

অধ্যায় —17

হাসি-খুশীভাবে জীবন কাটান

> *বস্তুতঃ হাসি এক চতুর কিষাণ, যা মানব-জীবনের পথ থেকে ঝোপ-ঝাড়কে উপড়ে আলগা করে দেয় আর সদ্‌গুণের সুরক্ষিত বৃক্ষ লাগিয়ে জীবনকে সুগন্ধে ভরে দেয়।*
>
> *—কার্লাইল*

জীবন প্রকৃতির এক মহা মূল্যবান উপহার। তা সৃষ্টির এমন একটা কীর্তি যা দুর্লভ। প্রত্যেক মানুষকে এই জীবন অতিবাহিত করতে হয়। সে যেভাবেই হোক, কান্নাকাটি করে অথবা হেসে, থাকতে এখানেই হয়। যখন এই সংসারে থাকতেই হবে তাও এই গোনাগুনতি দিন, তাহলে এই সামান্য দিনকে কেন কেঁদেকেটে অতিবাহিত করব, হেসে কেন নয়?

জীবনের উত্থান-পতনে প্রসন্নতার একটা আলাদা বৈশিষ্ট্য আছে। সংসারে হয়ত এমন লোক কমই আছে, যার জীবনে বিভিন্ন কঠিণতা, সমস্যা, দুঃখ-কষ্ট অথবা বিভিন্ন রকমের পরিবর্তন আসেনি। এই সমস্ত কিছুর মোকাবিলা করে, নিজেকে প্রসন্ন-চিত্ত করে রেখে আর মানসিক দ্বন্দ্ব থেকে বাঁচার জন্য এই হাসিটাই একমাত্র অবলম্বন। হাসির কারণে মানুষ কঠিন থেকে কঠিনতর সমস্যার সমাধান খুব মসৃণভাবে

করে ফেলতে পারে। যদি আমরা জীবনের সমস্ত মুহূর্ত সমস্যাতে জর্জরিত থাকি, তো নিঃসন্দেহে আমরা বিক্ষিপ্তি হয়েই থাকব।

এব্যাপারে প্রসিদ্ধ চিকিৎসক ডঃ স্যামসন তাঁর মূল্যবান মতামত প্রকাশ করেছেন—"আমার কাছে এমন একজন রোগী আসে, যার বাঁচার কোনো আশা ছিল না। আমি রোগীর সঙ্গে অত্যন্ত আন্তরিকতা ও হাসিমুখে তার রোগের ব্যাপারে জিজ্ঞাসা করি। আমার আন্তরিকতা ও হাস্যপূর্ণ ব্যবহারে রোগীর চেহারায় হাসির আভা দেখা দেয়। আমি তার সঙ্গীদের বলি—চিন্তার কোনো কারণ নেই, রোগী ঠিক হয়ে যাবে। কারণ তার মধ্যে এখনও হাসির ক্ষমতা আছে। কিছুদিনের চিকিৎসার পর রোগী সুস্থ্য হয়ে যায়। সেক্ষেত্রে ওযুধের সাথে চিকিৎসারূপে মনোরঞ্জন, হাসি-মস্করাপূর্ণ ব্যবহার গুরুত্বপূর্ণ ভূমিকা পালন করে।

ডঃ স্যামসানের এই মতামত সত্য। কারণ মনোবিজ্ঞানী বেত্তাও আর শরীর বিদ্যাবিশারদ দোঁনে নিজের প্রয়োগ অনুভব আর খোঁজ দ্বারা এটা সিদ্ধ করে দেন যে ঈর্ষা, দ্বেষ, চিন্তা, ভয়, কুণ্ঠা, ক্রোধ, উত্তেজনা থেকে মানুষের শরীরে যে বিকার-বিষ তৈরী হয় তার শোধনের জন্য হাসি এক অনুভূত প্রয়োগ। জোরে হাসির ফলে মানুষের স্নায়ু ও মানসিক সংস্থানের উদ্বেগ আশ্চর্যজনকভাবে মিলিয়ে যায়। হাসির ফলে বুকের ছাতি আর পেটের শিরা পেশিগুলি বিশেষভাবে প্রভাবিত হয়ে সক্রিয় হয়ে ওঠে। শ্বাস-প্রশ্বাসের দ্বারা অক্সিজেন অধিক মাত্রায় গ্রহণ করা যায়। আর রক্তের শুদ্ধিও দ্রুত হতে থাকে। ভিতরের আনন্দ-ফূর্তি কার্যকে পূর্ণ করে সফলতা অর্জন করতে সাহায্য করে। যে হাসতে জানে না, সর্বদা গম্ভীর চিন্তা-ভাবনাতে মগ্ন থাকে, তাকে মানসিক কুণ্ঠা ঘিরে নেয় আর যে কোনো শারীরিক ও মানসিক রোগে পীড়িত হয়ে যায়। সে জীবনের সংঘর্ষ আর কঠিণতার মধ্যে ডুবে যায়। সে সর্বদা গম্ভীর আর উদাস থাকে, সে সংঘর্ষ থেকে রেহাই-ই পায় না আর অসফলতাতে ঘিরে থেকে কষ্ট সহ্য করতে থাকে।

নিঃসন্দেহে এটা বলা যায় যে—হাসি-খুশি মানুষ মনুষ্য জীবনের সমস্ত বড়ো

বড়ো কঠিন পরিস্থিতি আর সমস্যার মোকাবিলা ভালোভাবে করতে পারে আর জীবন-সংঘাতে হাসিমুখে জয়লাভ করতে পারে। মহাপুরুষদের সর্বদা কাজ করার, সংঘর্ষপূর্ণ জীবন-যাপন করার, আর সফলতা পাওয়ার মূলমন্ত্র তাদের হাসিখুশি জীবন যাত্রার মধ্যেই লুকিয়ে আছে। যারা মহাত্মাগান্ধী, বিবেকানন্দ, লোকমাণ্য বালগঙ্গাধর তিলক, স্বামী দয়ানন্দ সরস্বতী ইত্যাদি মহাপুরুষদের সান্নিধ্য লাভ করেছেন তারা জানেন মহাপুরুষেরা কতো আনন্দপ্রিয় এবং মিষ্ট স্বভাবের হ'ন। এতেই তাঁদের সংঘর্ষপূর্ণ, কর্তব্যপরায়ণতা অর্থাৎ কঠোর জীবনের সফলতার রহস্য লুকিয়ে আছে।

প্রসিদ্ধ জাপানি বিচারক ইয়ান নগীচোঁ লিখেছেন—যখন জীবনের সবুজতা শুকিয়ে যায়, সূর্যের প্রকাশ কালো ছায়াতে ঢেকে যায়, প্রিয় মিত্র ও আত্মীয়স্বজন আমাকে কন্টকাকীর্ণ পথে একাকী ছেড়ে চলে যায় আর সৃষ্টির সমস্ত দুর্দশা আমার ভাগ্যের ওপর বর্ষাতে থাকে, তখন সে সময় আমার প্রভু আমার ওপর এতটা অনুগ্রহ অবশ্যই করেন যে আমার ঠোঁটে হাসির চিহ্ন তখনও টিকিয়ে রাখতে সাহায্য করেন।

মহাত্মা গান্ধী বলেছেন যে, হাসি মনের গাঁঠ অত্যন্ত সহজভাবে খুলে দেয়। শুধু আমার নয়, তোমারও। সেইভাবে রবীন্দ্রনাথও বলেছেন—'যখন আমি আমার মনেই হাসি, তো আমার মন হালকা হয়ে যায়।' জর্জ বার্নাড 'শ লিখেছেন যে, হাসি বজায় থাকলে যৌবনের প্রসন্নতা বজায় থাকে। হাসি মানব জীবনের এক উজ্জ্বল পক্ষ। বস্তুতঃ হাসি যৌবনের সৌন্দর্য্য আর সজ্জাও। যে মানুষ এই সৌন্দর্য্য ও সজ্জাকে ধারণ করেনা, তার যৌবনও বেশিদিন টিঁকে থাকে না। শারীরিক দৃষ্টিতেও হাসির গুরুত্ব অনেক। জোরে জোরে হাসা, কোনো হাসির কথা শুনে মৃদুহাস্য, এমন কোনো হাস্যরসের ঘটনা যা অত্যন্ত ক্রুদ্ধ ব্যক্তিকেও হাসতে বাধ্য করে আর সেটা মানুষের স্বভাবকে পরিবর্তন করার অব্যর্থ ঔষধ। এতে কোনো সন্দেহ নেই যে হাসি আর আনন্দ কঠিনতর অবস্থা, উদ্বিগ্নতার মোকাবিলা তো করেই, সঙ্গে সঙ্গে শারীরিক আর মানসিক স্বাস্থ্যের ওপরও এর আশ্চর্যজনক প্রভাব পড়ে।

যদি আপনি আনন্দিত থাকার জন্য এত সব করতে থাকেন, তাহলে কেন আপনি চেষ্টা করছেন না যে, কখন, কোথায়, কোন লোকের সাথে অথবা কীভাবে কাজ

করলে আপনি খুশী, আনন্দ লাভ করতে পারবেন? নিজের খুশীকে নিজেদের মধ্যে ভাগ করে তার লাভ-প্রাপ্ত হ'ন। হাসিই জীবনের সৌরভ। যখন কোনো কলি ফুটে ওঠে, তার সৌন্দর্য্য দেখার মতো হয়। মানুষের হৃদয়ও তার প্রতি আকর্ষিত হয়। জীবনের বিভীষিকাতে দগ্ধ ব্যক্তির জন্য সেটা নবজীবনের প্রেরণা হয়ে ওঠে। শিশুসুলভ হাসি, আনন্দ-বিনোদনের সম্পর্কে এসে নিরাশাগ্রস্ত এবং নীরস মানুষও নতুন আশাতে উজ্জীবিত হয়ে ওঠে। হাসি-আনন্দ তার দুঃখ অবসাদকে দূরীভুত করে দেয়। অতএব সর্বদা জোয়ান এবং তরতাজা থাকার জন্য খুব হাসুন। শরীরে দোল দিয়ে হাসতে থাকুন, একটানা হাসতে থাকুন, কারণ হাসিতো ঈশ্বরের চরম আশীর্বাদ। অতএব যত মন চায়, ততই হাসুন। নিজের ছোটবেলার কথা ভেবে, নিজের দুষ্টুমির কথা ভেবে হাসুন, তারপর দেখুন জীবন কেমন উজ্জ্বল হয়ে উঠবে। উচ্চ-হাসির জন্য কিছু নমুনা এখানে প্রস্তুত করা হয়েছে। মনে রাখবেন আর মন ভরে হাসবেন।—

1. নিজের ছোটোবেলার দুষ্টুমি সর্বদা মনে রাখবেন।
2. মেজাজকে ঠিক রাখার জন্য কোনো প্রিয় গান গুনগুন করতে থাকলে ভালো হয়।
3. জীবনের প্রতি ব্যবহারিক দৃষ্টিকোণ গ্রহণ করুন।
4. গীত, সংগীত, নৃত্য, গান-বাজনা, সাহিত্য, কবিতা ইত্যাদি সুস্থ্য মনোরঞ্জনের উপায়।
5. যে কাজ করলে আপনি মনে সন্তুষ্টি লাভ করেন, সেটাই করবেন।
6. বর্তমান পরিস্থিতিতে আপনি যতটা খুশী থাকতে পারবেন, সেটা চেষ্টা করবেন।
7. কালকের চিন্তা ত্যাগ করে আজকের দিনটাকে উপভোগ করুন।
8. ক্রোধ আসলে কোনো যোগ্য বিষয়ের প্রতি মনোঃসংযোগ করুন।
9. অসামান্য অবস্থায় রাগের উপর নিয়ন্ত্রণ রেখে মস্তিষ্ককে ঠাণ্ডা রাখুন।
10. অতিরিক্ত কর্ম-ব্যস্ততার সময় কাছের বন্ধু-বান্ধবদের সাথে উপযুক্ত বিনোদন করুন। এটা কাজকে সহজ আর মস্তিষ্ককে হালকা করে দেবে।
11. শিশুদের সাথে শিশু হয়ে যান। খুব খেলাধূলা করুন, খিল-খিল করে হাসুন আর বাচ্চার মতোই ব্যবহার করুন।
12. ছোট ছোট ব্যাপারকে হেসে উড়িয়ে দিন।

13. অত্যন্ত খারাপ সময়েও হাসতে থাকুন। সংঘর্ষশীলতা সর্বশ্রেষ্ঠ। লেগে থাকুন, কঠিনতার কালো ছায়া সরে যাবে।
14. "ভালোই হবে—সব ভালোই" এই মন্ত্র জীবনের মূল মন্ত্র করে তুলুন।
15. হাসার মতো কোনো সুযোগই হারাবেন না। খুব হাসুন। মন খুলে হাসুন, প্রকৃতিও আপনার সাথে হেসে উঠবে।

অধ্যায়—18

ঐতিহ্য ও সম্মানের সঙ্গে বাঁচুন

মহানতার পথে সকলেই চলতে পারে আর সত্যিকারের অর্থে সৌভাগ্যবান আর জাঁকজমকপূর্ণ জীবন যাপনে সমর্থ হতে পারে। একে মুর্খতাই বলা যায় যে মানুষ বড় হওয়ার তৃষ্ণাতে ভুল পথে চলে আর মহানতার উৎকৃষ্টতাকে উপেক্ষা করে।

পৃথিবীতে প্রতিটি প্রতিভাবান ব্যক্তির নিজের গৌরব বৃদ্ধির উচ্চাকাঙ্খা থাকে। প্রত্যেক ব্যক্তির একটা উচ্চাকাঙ্খা থাকে যে, সে অন্য লোকের তুলনায় অধিক শ্রেষ্ঠ, অধিক বরিষ্ঠ সিদ্ধ করতে পারবে। তাকেই উচ্চাকাঙ্খা বলা হয়। প্রত্যেক ব্যক্তির মধ্যে উচ্চাকাঙ্খা দেখা যায়। এমন লোক কমই হয়, যারা পেট ভরানো আর শরীর ঢাকা পর্যন্তই সন্তুষ্ট থাকে। আর আত্ম-প্রদর্শনের জন্য কিছু করে না। শরীর ঢাকার জন্য কয়েক গজ কাপড় জড়িয়ে নিলেই কাজ চলে যায়, কিন্তু দেখা যায় কি বিভিন্ন ফ্যাশানের দিকে লোক সর্বদা আকর্ষিত হয়। এই সমস্ত কিছুর একটাই প্রয়োজন যে, অন্যের চোখে আমাদের যেন জাঁকজমকপূর্ণ লাগে গরীব হয়েও বড়লোকের

সামনে জাঁকজমকপূর্ণভাবে থাকাটা কতটা খারাপ লাগতে পারে, বন্ধুদের থেকে কাপড় ধার নিয়ে বরযাত্রী যাওয়া, জানাশোনাদের কাছে কতটা ভণ্ড মনে হয়। বড়লোকদের মতো দেখাবার জন্য গরীবরা মিথ্যা জাঁকজমকতার প্রদর্শন করার চেষ্টা করে, কিন্তু তাতে তারা সফলতা পায় না। এই মিথ্যার খোলস খুলেই যায়। যদি কোনো নিরক্ষর নিজের শিক্ষার গরিমা দেখাতে যায় তো কিছুক্ষণের আলাপচারিতায় তা ধরা পড়ে যায়। জাঁকজমকের মিথ্যা খোলস বেশিক্ষণ টিঁকিয়ে রাখা যায় না, সত্যতা বেশীক্ষণ ঢাকা থাকে না।

স্বামী বিবেকানন্দ যখন প্রথম বার 1893 সালে বিশ্ব-ধর্মসভাতে যোগদান করতে আমেরিকা যান, তো তাঁর ঢিলেঢালা কাপড় দেখে একজন আমেরিকান কটূক্তি করেন, "এই বেচারী ভারতীয়রা অত্যন্ত দরিদ্র হয়।" সেই কথাতে স্বামীজি সঙ্গে সঙ্গে বলেন—"এটাই তো আমাদের আর আপনাদের দৃষ্টিভঙ্গির সবথেকে বড়ো ব্যবধান। আমরা ভারতীয়, দারিদ্রতার মধ্যে বিত্তবানের আনন্দ লাভ করি। আর আপনারা বিত্তবান হয়েও দরিদ্র। আপনারা আনন্দকে ধন সম্পত্তি আর বিলাস-ব্যসনের মধ্যে খুঁজে বেড়ান। যেখানে আনন্দ অন্তরের সম্পত্তি, আপনি তাকে বাইরে খুঁজে বেড়ান। আর আমরা এক গীতার সাহায্যেই নিজের অন্তরের মধ্যেই তাকে খুঁজি।"

স্বামীজি সত্যিই বলেছেন। আমরা বাইরে দেখানো জাঁকজমক দিয়ে কাজ চালানোর মতো নই। এটা মাত্র দেখানোর। যদি ঐশ্বর্যপূর্ণ হয়ে জীবনযাপন করতে হয় তো আপনাকে তাপ্তি দেওয়া বন্ধ করতে হবে, তবেই আপনি আসল ঐশ্বর্য্যের সঙ্গে জীবন-যাপন করতে পারবেন। ঐশ্বর্য্যে পূর্ণ হয়ে জীবন অতিবাহিত করা মানুষের অধিকারও। এই বেঁচে থাকাকেই সত্যিকারের বাঁচা বলে। এই ঐশ্বর্যপূর্ণ হয়ে আপনিও বাঁচতে পারেন, যদি নিজের মধ্যে কিছু পরিবর্তন আনেন। আপনার আত্ম-সম্মান আপনাকে হীন হতে দেবে না। আপনার মধ্যে দুর্বলতা উৎপন্ন হতে দেবে না। অন্যের সামনে কাকুতি-মিনতি করতে দেবে না, বরং আপনাকে সাবলম্বী করে তুলবে। জীবনের ঐশ্বর্য্য বাড়াবে।

আর্মেনিয়ার সর্বোচ্চ সেনাপতি সীরোজগ্রিথের ব্যক্তিত্ব তাঁর মা তৈরী করে দেন। বিধবা নার্বিন গ্রীড কাপড় সেলাই করে কোনোরকমে নিজের এবং সন্তানের ভরণ-পোষণ করতেন। বড়ো ছেলে গ্রিথ নিজের ইচ্ছায় দারিদ্রতার কারণে স্কুলে

ফীস্ মাপ করানোর জন্য আবেদন করে, এবং পরিস্থিতি জানার পর সেই সুপারিশ মঞ্জুর হয়ে যায়। গ্রিথের মা যখন সেটা জানতে পারেন, তিনি সেই সুবিধা গ্রহণ করেন নি। তিনি লিখলেন,—"আমরা পরিশ্রম করে দিনযাপন করি, তাহলে ফিস্ কেন দিতে পারব না? দরিদ্রদের মধ্যে নিজেদের গণনায় আনা আমার ইচ্ছা নয়। আমার আত্মসম্মান বলে যে আমরা গরীব নয়। নিজের অবলম্বনের দ্বারা এই পরিস্থিতিকেও জয় করে নেবো।"

বাস্তবে এটাই ঐশ্বর্য্যময় জীবন। নিজের পুরুষার্থের উপর ভরোসা রাখুন। কারোর সামনে হাত পেতে নিজেকে বন্ধা করে তুলবেন না। আত্মগ্লানি, আত্মহীনতার মতো অবস্থার জন্ম দেবেন না। আপনার আত্মাভিমান একে হারাবে কারণ অন্যের সামনে আপনার হীনতাই আপনার ঐতিহ্যের বিরুদ্ধ কার্য করবে আর আপনাকে কখনো গরিমার সাথে বাঁচতে দেবে না। অতএব আপনি ঐত্যিহ্যের বিরুদ্ধ কোনো কাজ করবেন না। কারণ এরকম যে-কোনো কাজই আপনার ব্যক্তিত্বের বিরুদ্ধে যেতে পারে। করার মতো কাজ অবশ্যই করুন। তার থেকে পিছনে হটবেন না। আপনার এই দৃঢ়তা আপনার ঐতিহ্যকে উজ্জ্বলতা দান করবে। এই স্বভিমান আপনার রক্ষকও আর পথপ্রদর্শকও বটে। আপনার আদর্শ আপনার শৌর্য আপনাকে প্রসিদ্ধ করে ঐতিহ্য বৃদ্ধি করবে। আত্মাভিমানের জন্য নিয়মানুবর্তী এবং আদর্শবান হওয়া আপনার জন্য একান্ত আবশ্যক। নির্মল, উন্মুক্ত মনে, আত্ম-সম্মানপূর্বক জীবনকে ভোগ করুন, জাঁকজমকপূর্ণভাবে জীবন কাটান। আপনার আত্মাভিমান, সাবলম্বির দ্বারা আপনাকে সামনে এগিয়ে দেবে। জীবন-পথে কীর্তির বিস্তার হতে থাকবে। ধীরে ধীরে আপনার শ্রীবৃদ্ধি হতে থাকবে। কিছু সূত্র এখানে প্রস্তুত করা হয়েছে। এর প্রয়োগ আপনার হিতের জন্য করা উচিত।—

1. নিজের জীবনের কিছু নিয়ম এবং সিদ্ধান্ত তৈরী করে নিন। এই নিয়ম এবং সিদ্ধান্তকে মেনে চললে কোন ভুল করবেন না।
2. মনে যে কাজ ভালো লাগে না, সে কাজ কখনোই করবেন না।
3. নিজের প্রতিষ্ঠানের প্রতিকূল কোনো কাজ করবেন না।
4. প্রতিকূল পরিস্থিতিতে নিজের ঐতিহ্যকে ক্ষুণ্ণ করবেন না।

5. আত্মাভিমানকে অক্ষুণ্ণ রাখার জন্য কারোর সামনে হাত পাতা, কান্নাকাটি করার মতো কাজ কখনো করবেন না।
6. আত্ম-সম্মানের সাথে প্রতিকূলতার সঙ্গে সংঘর্ষ করুন। আত্ম-সম্মানকে পুষ্ট করার জন্য নিজের শক্তির উপর বিশ্বাস করুন।
7. শিশুসুলভ কথাবার্তা, কাজকর্ম আপনার ঐতিহ্যের জন্য ক্ষতিকারক প্রমাণিত হবে। এর থেকে বাঁচুন।
8. মিথ্যা ঐতিহ্যের জন্য বিভিন্ন রকমের উপায় তৈরী করা আপনার জন্য আপত্তিজনক প্রমাণিত হতে পারে।
9. আপনি আপনার সত্যতা কখনো লুকাবেন না।
10. কিছু করে বলা বা বুকফুলিয়ে চলা অথবা দেখাবার মতো গতিবিধি ঐতিহ্যের শত্রু। স্বাভাবিকভাবে গতিবিধিতে চলা বজায় রাখুন।
11. নিজের ব্যাপারে কখনো বাড়িয়ে কিছু বলবেন না। এই কথা আপনার ব্যক্তিত্বকে দুর্বল করে দেবে। যা সত্য তার সাথেই সবাইকে পরিচিত করান।
12. সমাজ সেবা করুন, মানবতার ধর্মকে অবলম্বন করুন। অতিথি নারায়ণ এব্যাপারে লক্ষ্য রাখুন।
13. মনকে নির্মল ও নিষ্কলুষ করে তুলুন। সমস্ত কিছুই আপনার ঐতিহ্যের সাথে সম্মিলিত হবে।

অধ্যায়—19

স্বপ্ন অতিঅবশ্যই সাকার করুন

স্বপ্ন জীবনের অবিভাজ্য অঙ্গ। প্রত্যেক মানুষের দেখা স্বপ্নই তাকে প্রগতির পথে অগ্রসর করতে সাহায্য করে। যদি স্বপ্ন দেখা মানুষ ছেড়ে দেয়, তার জীবন একজায়গাতেই দাঁড়িয়ে থাকবে।

মানুষের একটি জন্মগত প্রকৃতি স্বপ্ন দেখা। এই স্বপ্নই সেই অমৃতরস যা তার জীবনের নিরাশা, উদাসীনতাকে নষ্ট করে তাকে সুখময় ভবিষ্যতের নির্মাণ করতে সাহায্য করে। যদি মানুষ স্বপ্নের জাল না বুনত, তাহলে তার জীবন বোঝা মনে হতো আর জীবন নীরস হয়ে যেচো। তারপর দুনিয়ার কোন অস্তিত্বই থাকেনা আর এটা সত্যি। যে স্বপ্ন দেখতে জানেনা বা দেখে ভুলে যায়, তার জীবন প্রগতীহীন হয়ে থেকে যায়। তার পরিশ্রম দৈনন্দিন প্রয়োজনকে পূরণ করতেই ব্যস্ত থাকে। আর সে কোনরকমে ঘসে ঘসে জীবন অতিবাহিত করতে বাধ্য হয়। মহাতাকাঙ্খা নিজেই নষ্ট হয়ে যায়। অতএব স্বপ্ন দেখা কোনো খারাপ কথা নয়। আপনিও স্বপ্ন দেখুন, ভরপুর স্বপ্ন দেখুন, কিন্তু শখের স্বপ্ন নয়। বরং মহান লোকেদের মতো স্বপ্ন দেখুন। সেই আপনার জীবন নির্মাণকে দিক-দর্শন করাবে। লক্ষ্য রাখবেন আপনার জ্ঞান, উৎসাহ অর্থাৎ ভাবনাত্মক সাহায্যের দ্বারাই আপনি আপনার যেকোনো স্বপ্নকে বাস্তবায়িত করে তুলতে পারেন। নিজের ইচ্ছা কৌশলের দ্বারা তাকে পূরণ করতে পারেন। তারজন্য কোনো যাদুর প্রয়োজন নেই। এই স্বপ্ন পূরণের জন্য যে সমস্ত উপকরণের প্রয়োজন হবে, তা সব কিছু আপনার মধ্যেই অথবা আপনার আশ-পাশেই সংরক্ষিত আছে। আবশ্যকতা শুধু আপনাকে বুঝে-সুঝে, সংকল্প আর শক্তির দ্বারা নিজের

স্বপ্নকে পূরণ করা। এর জন্য আপনি আপনার আত্মীয়-স্বজনদেরও সাহায্য নিতে পারেন।

যে স্বপ্ন আপনি বেশী পছন্দ করছেন, তা পূরণের জন্য নিজেকে শীঘ্র নিয়োগ করুন। আপনি এই কাজ আরম্ভ করার জন্য নিপুণতা, প্রমাণপত্র, টাকা-পয়সা একত্র করার প্রতীক্ষা করবেন না। সময়কে চিনুন আর উচিত সময়ের শীঘ্রই লাভ গ্রহণ করুন।

এক ব্যক্তির স্বপ্ন ছিল যে তার একটা বাড়ী হবে, যাতে সে নিশ্চিন্তমনে জীবন অতিবাহিত করতে পারে, কারণ ভাড়ার বাড়ীতে থাকতে থাকতে বাড়ীর মালিকের কথা শুনতে শুনতে মন বিরক্ত হয়ে গিয়েছিল। এখন একটাই ইচ্ছা নিজের বাড়ী হবে, তো ভালো কথা। স্বপ্ন তো খুব সুন্দর, কিন্তু পকেটে টাকা পয়সা জমির বায়না করার মতোও ছিল না। মনে স্বপ্ন লালন করতে থাকে। দৃঢ়তা থেকে সেটা নিশ্চয়তার রূপ নেয়। খুব শীঘ্রই আবাস-বিকাশের তৈরী বাড়ির বন্টন শুরু হয়। তিনিও আবেদনপত্র জমা দেন। একমাস পরেই মাত্র ন'হাজার টাকাতে তিনি বাড়ির উপর মালিকানা লাভ করেন। বাকী টাকা মাসিক কিস্তিতে 15 বছরে দেওয়ার ব্যবস্থা হয়, যা তিনি সহজেই শোধ করতে পারেন। কোনো আধার ছাড়া দেখা স্বপ্ন এখন তার সামনে বাস্তব রূপে বর্তমান। তিনি অত্যন্ত আনন্দিত হ'ন। আজ তিনি সেই বাড়ীতে থেকে আনন্দে দিন যাপন করছেন।

স্বপ্ন বাস্তবায়িত হতে দেখে কার না আনন্দ হয়? স্বাভাবিক যে, এইরকম কোনো স্বপ্নকে সাকার হতে দেখতে চান, তো লক্ষ্যের উপর সর্বদা ধ্যান অক্ষুণ্ণ রাখুন। উদ্দেশ্যপূর্তির জন্য একাগ্রতার সঙ্গো কাজ করুন। সেরকমই উপকরণ গ্রহণ করুন। আপনার স্বপ্ন অবশ্যই পূর্ণ হবে। আপনার চিন্তা বাস্তবিকতার রূপ ধারণ করবে। আপনার কর্ম একাগ্রতার সাথে মিলে স্বপ্নকে নিম্নলিখিত বক্তব্যগুলির দিকে নজর দিন।—

1. মনকে দৃঢ় সংকল্প রেখে সর্বদা একাগ্র থাকুন।
2. নিশ্চিত করে নিন্, কোন স্বপ্নটাকে পূরণ করবেন। যা সব থেকে ভালোলাগে, তাকেই প্রথমে শুরু করুন।
3. আপনার শুভাকাঙ্খীদের এবং হিতৈষীদেরও আপনার ইচ্ছা জানান।
4. কাজকে পূর্ণ করার জন্য বিভিন্ন উপায়ের উপর সম্পূর্ণভাবে বিচার-বিবেচনা অবশ্যই করবেন।
5. স্বপ্ন পূরণ করার জন্য সমুচিত ব্যাপারে পূর্ণ সতর্কতা গ্রহণ করবেন।
6. গুরুত্বপূর্ণ কাজ বা কথাকে কখনো হালকাভাবে নেবেন না।
7. গুরুত্বপূর্ণ কাজ পূর্ণ হওয়া পর্যন্ত গভীরতা বজায় রাখুন।
8. স্বপ্ন থেকে কখনো সম্পর্ক ছিন্ন করবেন না। তা নাহলে জীবন নীরস হয়ে যাবে।
9. সুখের স্বপ্ন সুখের অনুভূতির জন্মদাতা।
10. আপনার জীবনওতো একটা স্বপ্ন। তাকে সম্পূর্ণ একাগ্রতা, পরিশ্রম আর আত্ম-বিশ্বাসের সাথে আনন্দপূর্ণ করে তুলুন।

❖ ❖ ❖